成長期から思春期の

クローン病・潰瘍性大腸炎

まんぷくごはん

清水俊明
順天堂大学医学部附属順天堂医院　副院長

新生静夏
国立国際医療研究センター 病院栄養管理部
栄養管理室 管理栄養士

田中可奈子
料理家　栄養士

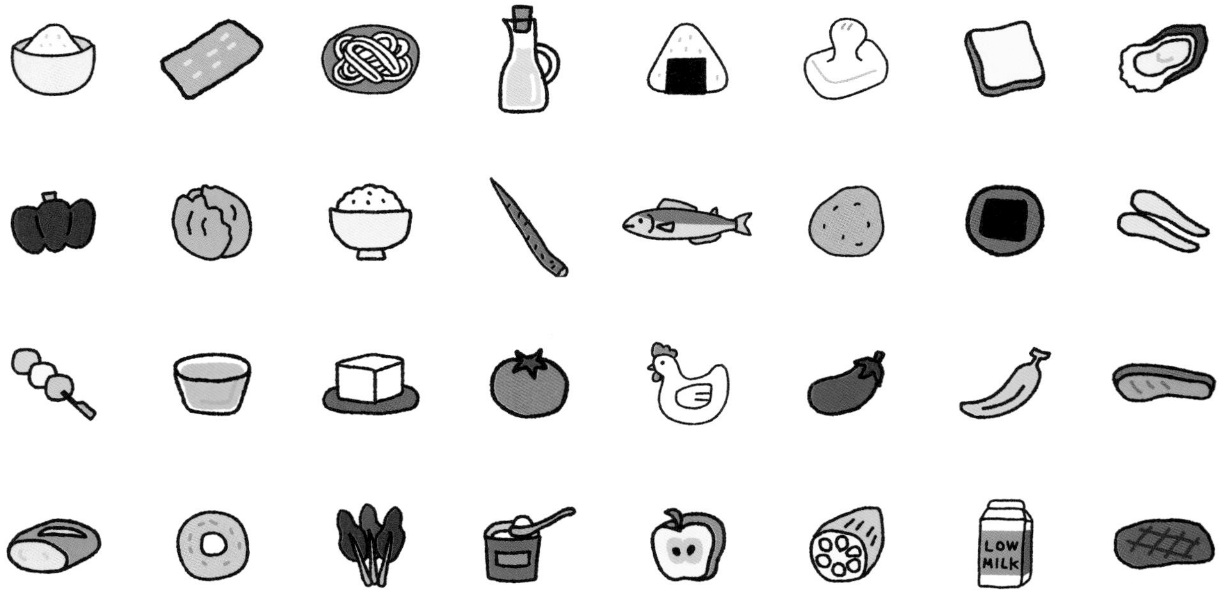

女子栄養大学出版部

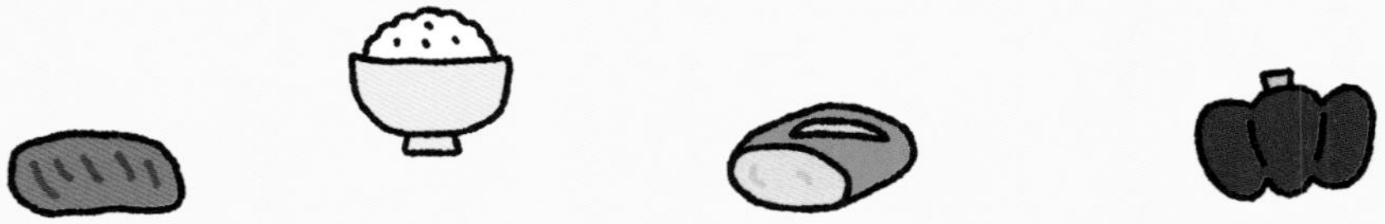

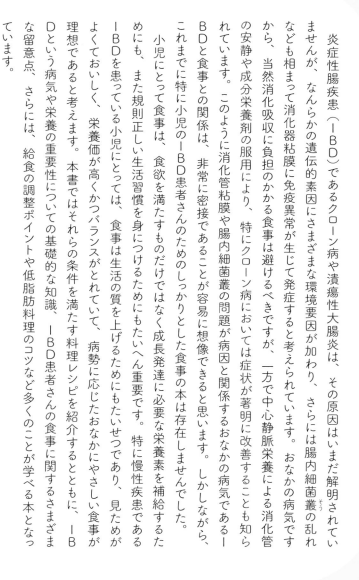

はじめに

炎症性腸疾患（ＩＢＤ）であるクローン病や潰瘍性大腸炎は、その原因はいまだ解明されていませんが、なんらかの遺伝的素因にさまざまな環境要因が加わり、さらには腸内細菌叢《そう》の乱れなども相まって消化器粘膜に免疫異常が生じて発症すると考えられています。おなかの病気ですから、当然消化吸収に負担のかかる食事は避けるべきですが、一方で中心静脈栄養による消化管の安静や成分栄養剤の服用により、特にクローン病においては症状が著明に改善することも知られています。このように消化管粘膜や腸内細菌叢の問題が病因と関係するおなかの病気であるＩＢＤと食事との関係は、非常に密接であることが容易に想像できると思います。しかしながら、これまでに特に小児のＩＢＤ患者さんのためのしっかりとした食事の本は存在しませんでした。

小児にとって食事は、食欲を満たすものだけではなく成長発達に必要な栄養素を補給するためにも、また規則正しい生活習慣を身につけるためにもたいへん重要です。特に慢性疾患であるＩＢＤを患っている小児にとっては、食事は生活の質を上げるためにもたいせつであり、見ためがよくておいしく、栄養価が高くかつバランスがとれていて、病勢に応じたおなかにやさしい食事が理想であると考えます。本書ではそれらの条件を満たす料理レシピを紹介するとともに、ＩＢＤという病気や栄養の重要性についての基礎的な知識、ＩＢＤ患者さんの食事に関するさまざまな留意点、さらには、給食の調整ポイントや低脂肪料理のコツなど多くのことが学べる本となっています。

本書では、小児のＩＢＤ診療に精通した小児科医と、小児病院でＩＢＤ患者さんの食事に携わる経験を持つ管理栄養士、さらには成長期のＩＢＤ患者さんの食事に以前より注目していた料理家が十分に連携し、それぞれの視点から書き上げたことが最大の特徴としてあげられると思います。また、ＩＢＤ患者さんやその親御さんからよくある質問に対しては、Ｑ＆Ａ方式でわかりやすく回答しており、たいへん参考になると思います。

本書が多くのＩＢＤの子どもたちにとって、ＩＢＤを理解し、食事の重要性を知り、おいしい食事をとるためのバイブル的存在となることを願っています。

医師 清水俊明

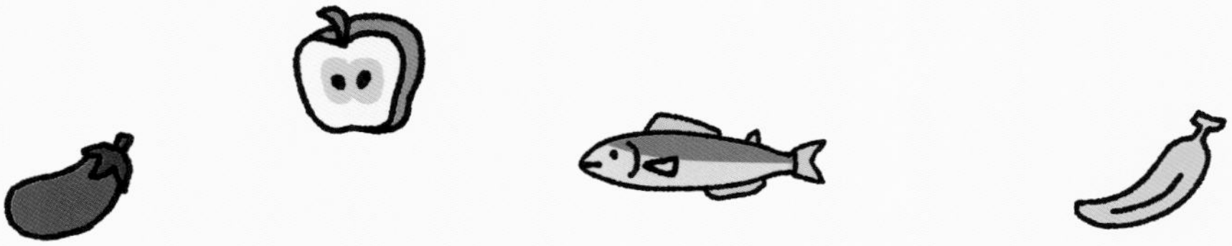

みなさんは、クローン病や潰瘍性大腸炎と診断されてどんな気持ちになりましたか？

「これからどうしよう」「友だちと遊べなくなるかな。給食は？」「なんで自分だけ？」と不安な気持ちになったり、孤独を感じたりしたかたも少なくないのではないでしょうか。

ご家族のかたはいかがですか？　「なぜ自分の子だけ……」と自分自身を責めたり、「かわってあげたい」と思ったりしたこともあるかと思います。

私自身、栄養相談を行なうために病室や栄養指導室に向かうと、不安でいっぱいな様子でいらっしゃるお子さんやご家族のかたにたびたびお会いしてきました。

ですが、そんな同じ想いを経験し、クローン病や潰瘍性大腸炎と向き合いながら学校生活を送る仲間が多くいることを、まず知ってもらいたいです。

友だちづき合いや学校給食、修学旅行、家族との外食や旅行……。大人と違ってお子さんは、社会生活の変化も多い分、イベントごともたくさんありますよね。でも、病気だからとすべてあきらめる必要はありません。少しくふうするだけで、友だちとごはんにも行けますし、学校給食も食べられます。修学旅行に参加する先輩患者さんも多くいるんですよ。

「食べられないかもしれない……」と落ち込むのでなく、「どうくふうしたら食べられるかな？」「どうしたらみんなと食べに行けるかな？」と自分自身で、これから先の生活をどう楽しむか考えるようにしていくことがたいせつです。

またこの先、一生食べてはいけないものはありません。自分のおなかと相談して、調整しながら食べることがたいせつです。

私はこの本を通して、これから先の生活を楽しむための作戦の立て方を、少しでも多くのかたに知ってもらいたいと思っています。この作戦の立て方は、実際に何度もやってみないと身につきません。その過程でたとえ失敗してしまっても、その失敗から学ぶことがあったり、「次はどうしたらいいかな？」と考える力も身についたりします。成功と失敗の経験を積み重ねながら、これからの生活がもっと楽しくなるようご家族のかたといっしょに考えていただければ幸いです。

管理栄養士　新生静夏

目次

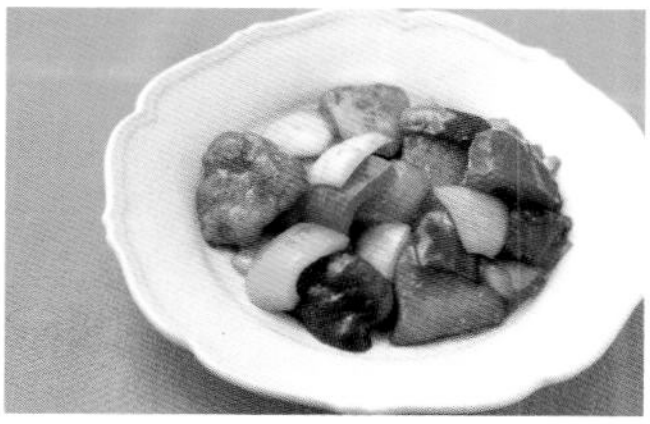

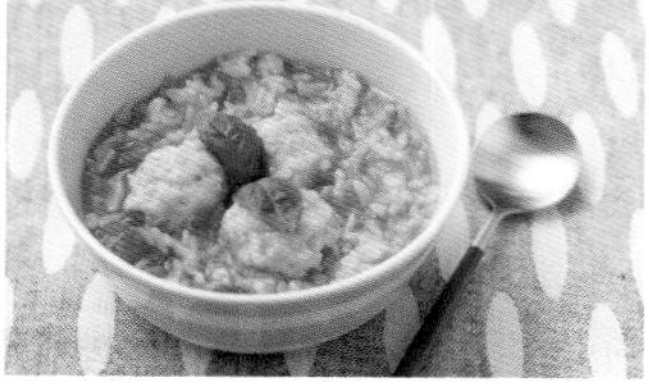

料理レシピの見方

- 材料表の重量は、正味重量（皮、骨、殻、芯などの食べない部分を除いた、実際に口に入る重さ）で示しています。
- １カップは200mL、大さじ１は15mL、小さじ１は５mLです。１mLを計れるミニスプーンもあります（標準計量カップ・スプーンの重量表はカバー袖）。
- 塩は「小さじ１＝５ g」のものを使用しました。
- フライパンはフッ素樹脂加工のものを使いました。
- 電子レンジは500Wのものを使用しました。お使いの電子レンジのワット数がこれよりも大きい場合は加熱時間を短めに、小さい場合は長めにしてください。

第1章

治療と食事のお話

クローン病や潰瘍性大腸炎は患者さんが増えていて、
珍しい病気ではなくなりました。
病気のメカニズムも明らかになりつつあり、
治療法がどんどんよくなっています。
クローン病、潰瘍性大腸炎の治療と食事についてまとめます。

よくある質問（94ページ）、給食の調整ポイント（106ページ）、
IBD実例集（108ページ）もあわせてごらんください。

IBD（炎症性腸疾患）について

クローン病と潰瘍性大腸炎の基礎知識を改めて整理します。

ＩＢＤとは？

ＩＢＤは炎症性腸疾患の英語名(inflammatory bowel disease) の頭文字をとった略称です。腸に炎症を起こすすべての病気の総称ですが、狭い意味では「クローン病」と「潰瘍性大腸炎」を指します。

どんどんよくなる治療法

この本を読んでいる皆さんはＩＢＤと診断されて、いろいろ不安になってしまったでしょうか。「もう食べたいものも食べられないの？」「将来はどうなるの？」と思ったかもしれません。

今は病気のメカニズムが解明されてきて、薬も治療法もどんどんよくなっています。ＩＢＤのアメリカ大統領や宇宙飛行士が過去にいたのは有名なエピソードですが、日本でも、売れっ子脚本家、人気タレントやお笑い芸人さん、モデル、ジャーナリスト、アスリートなど、ＩＢＤを公表する多くの有名人がいます。皆さんのごく身近にも、ＩＢＤとうまくつき合いながら活躍する人がいるのではないでしょうか。

ＩＢＤについて改めて理解してもらうために、クローン病と潰瘍性大腸炎について、症状や原因などについてまとめてみました（**表**）。この２つは似ているようで異なる病気ですが、薬や治療法が進化していること、毎日の食事に少し気をつければ寛解の時期を長くできるなど、多くの共通点があります。

最終的には、内視鏡の検査をして診断します

年々増えています（グラフ）。珍しい病気ではなくなってきました

受験、進学、就職など、大きなストレスがかかる時期に発症が多いようです

有効な治療薬が開発されたり、食事に気をつけたりすることで大きな制限もなく、健康な人と同じ生活が送れるケースも

●潰瘍性大腸炎医療受給者証交付件数の推移

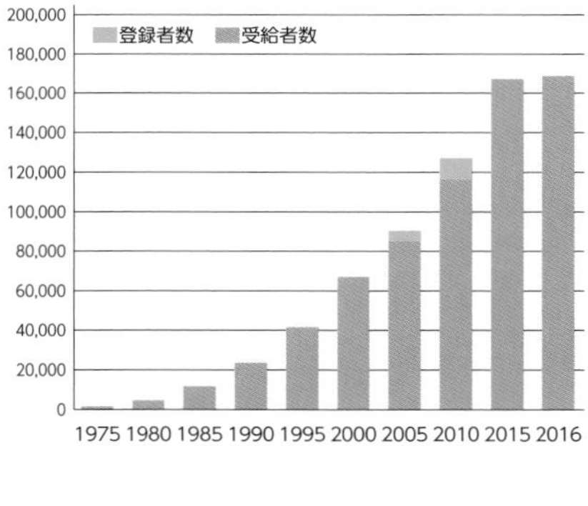

●クローン病医療受給者証交付件数の推移

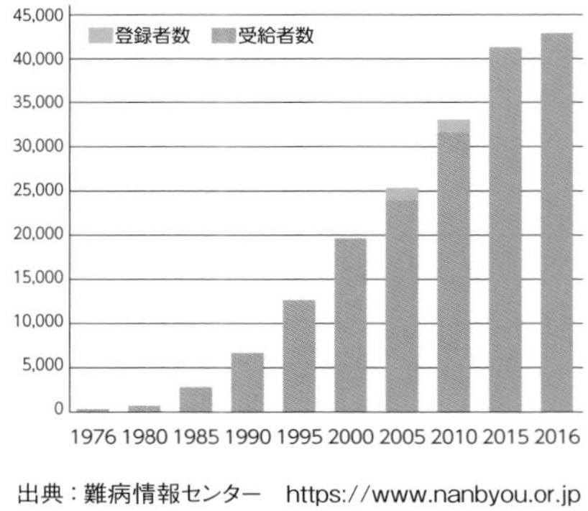

出典：難病情報センター　https://www.nanbyou.or.jp

表　IBDの基礎知識

<table>
<tr><th></th><th>潰瘍性大腸炎</th><th>クローン病</th></tr>
<tr><td>どんな状態？</td><td colspan="2">消化管に、ただれや浅い傷（びらん）、深い傷（潰瘍）ができます。</td></tr>
<tr><td>どこにできる？</td><td>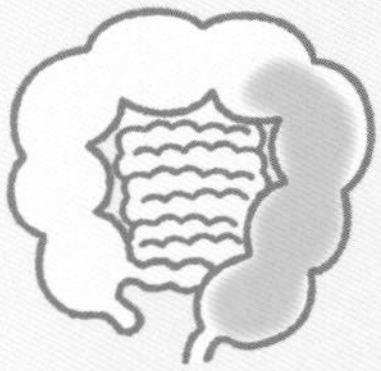
大腸のみ</td><td>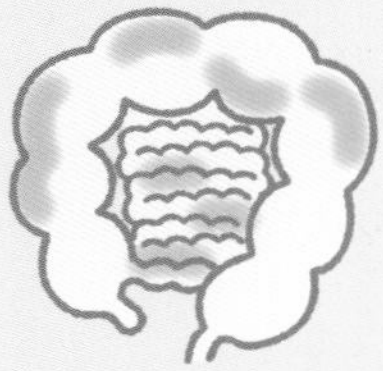
小腸を中心に、
大腸や
そのほかの消化管</td></tr>
<tr><td>傷の状態は？</td><td>
広い範囲に浅い傷</td><td>
狭い範囲に深い傷</td></tr>
<tr><td rowspan="2">おもな症状は？</td><td>血が混じった便、下痢</td><td>腹痛、発熱、下痢、下血、
貧血、体重減少</td></tr>
<tr><td colspan="2">よくなったり（寛解）、悪くなったり（再燃）をくり返します。</td></tr>
<tr><td>人数は？</td><td>約 16 万 6000 人</td><td>約4万人</td></tr>
<tr><td>年齢は？</td><td>10～20歳代の若い人の発症が多く、
中高年にも小さなピークがあります。</td><td>男性で20歳前後、女性は15～19歳
の発症が最も多いとされます。</td></tr>
<tr><td>男女の人数差は？</td><td>男女とも同じくらいです。</td><td>男性2：女性1といわれます。
小児の場合は同じくらいです。</td></tr>
<tr><td>原因は？</td><td colspan="2">よくわかっていません。遺伝的素因（生まれながらの体質）に、食べ物に含まれるなんらかの物質や
食生活などの環境が複雑にからみ合って発病するのではないか、と考えられています。</td></tr>
<tr><td>治る？</td><td colspan="2">完治はまだ可能ではありませんが、病気のメカニズムが明らかになってきて、
治療法が充実してきました。</td></tr>
</table>

治療について

IBDの治療について、改めて整理してみましょう。

寛解の導入療法と維持療法について

　ＩＢＤの治療には、寛解導入療法（炎症をおさえる治療）と、寛解維持療法（病状がおちついた状態を保つための治療）の２種類があります。

　寛解導入療法のときはステロイドをうまく使って、短期間に炎症をわっとおさえます。そして、寛解維持療法のときはステロイドを使わない。このような緩急のある治療がたいせつになります。

　栄養療法が中心の治療法もあります。この場合、まずは寛解導入を成分栄養剤（エレンタールなど。**表1**）だけで行ないます。そのあと、量が少なくて脂質が低い食事からスタートして、だんだんと年齢に見合った量の脂質制限食にしていき、退院後は一日のエネルギーの⅔あるいは⅓をエレンタールでとるようにします。近ごろは、半消化態栄養剤などもよいのではないかとされます（96ページQ7）。

　薬をうまく使えばエレンタールの量が減らせます。今は薬の効能が高くなり、生物学的製剤を使えばかなり普通の食事がとれるようになってきています。しかし、全員に効くというわけではないので、やはり栄養療法は重要になってきます。

食事について

　クローン病の場合は寛解期間を長く保つために、退院後も食事が重要になります。成分栄養剤をとり入れながら「食事の基本」（**表2**）を守ることがたいせつです。

　潰瘍性大腸炎はきびしい食事制限は必要ありませんが、好き放題に食べてよいわけでもありません。クローン病と同様に、「自分のおなかと相談して調整しながら食べる」ことが肝要です。

　成長期は特に、バランスのよい食事（13ページ）を心がけながら、次の「食事のポイント」を意識してください。

表1　栄養剤の種類

		成分栄養剤	消化態栄養剤	半消化態栄養剤
組成	窒素源	アミノ酸	アミノ酸、ペプチド	たんぱく質※
	糖質	デキストリン	デキストリン	デキストリン
	脂質	きわめて少ない 1～2%	25%	20～30%
消化		一部不要	一部不要	必要
残渣		きわめて少ない	きわめて少ない	あり
製品名		エレンタールなど	ツインラインなど	エネーボ、ラコール など

※たんぱく質は、アミノ酸またはアミノ酸が２～３個結合したペプチドにまで分解され、体内に吸収される。

食事のポイント

クローン病

・成分栄養剤の摂取をできるだけ続けましょう。

・食事からとる脂質は1日30g以下に（1日の脂質量は個人差があるため、指示量に見合った食事にします）。

・腸に狭窄《きょうさく》がなければ、食物繊維のきびしい制限は不要です。

・食べたものは記録するようにし、おなかに違和感を覚えた食材は控えるようにしましょう。12ページの「食材選びの目安」も参考にしてください。

潰瘍性大腸炎

・きびしい食事制限は必要ありませんが、栄養バランスが偏らないようにします。また、食べすぎないようにしましょう。

・クローン病と同様に、食べたものを記録し、おなかに違和感を覚えた食材は控えるようにしましょう。

表2　食事の基本

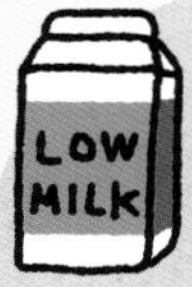

低脂質

（低脂肪）

脂質の少ない食材を選ぶ、調理に油を使わない、低脂肪・無脂肪のお助け食材を使用するなどします。

低残渣《ざんさ》

腸に細い所があるときや、おなかが不調なときは、繊維がかたいものや不溶性食物繊維（水にとけない食物繊維）が多いものはお休みします。

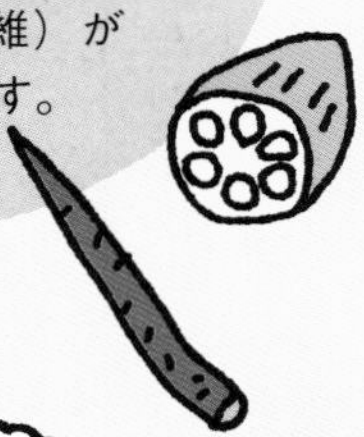

腸に負担をかけない
4つのポイント

12ページもごらんください

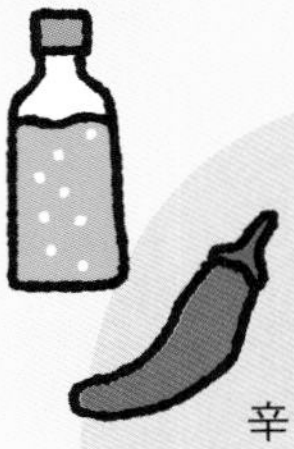

低刺激

辛いものや炭酸飲料は腸を刺激します。おなかをこわしているとき、腸に炎症があるときは控えます。

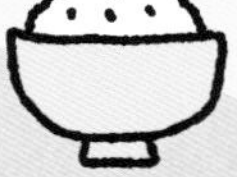

エネルギー確保

脂質を減らす分、エネルギーも不足します。体重をこまめに計り、減っていたら、ごはんなどの炭水化物を多めにとってエネルギーを確保しましょう。

毎日の食事について

個人差があるので、自分にとって安心な食材を見つけましょう。

食材選びの目安

寛解期に、わりと安心な食材、少し気をつけたい食材をまとめました(**図**)。
これはほんの一例で、なにを食べたら安心か、なにを食べたらぐあいがよくないかは人それぞれです。食べたものを記録しておくこともたいせつです。
「気をつけて」の食材も、食べてはいけないということではありません。体調がよいときは少量を食べてみるなど、食べられるものの幅を広げていきましょう。

図　食材選びの目安

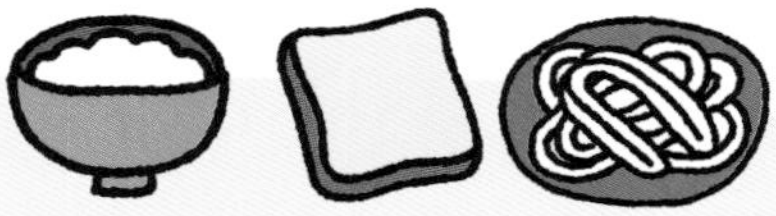

穀類

わりと安心

おかゆ、ごはん、もち、
食パン、フランスパン、ベーグル、
うどん、そうめん、スパゲティ、
ビーフン、麩《ふ》

気をつけて

玄米、クロワッサン、
デニッシュ、ライ麦パン、そば、
ラーメン

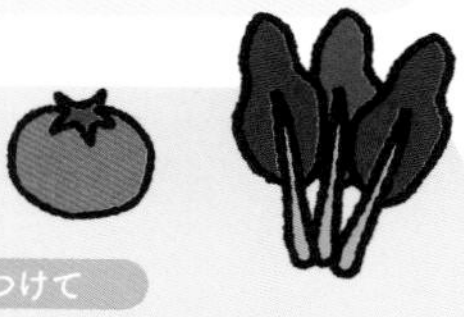

野菜・海藻・きのこ・芋

わりと安心

大根、にんじん、かぶ、かぼちゃ、
白菜、ほうれん草、ブロッコリー、
カリフラワー、きゅうり、なす、
トマト、玉ねぎ、
のり、のりの佃煮《つくだに》、
じゃが芋、さつま芋、里芋、長芋

気をつけて

ごぼう、れんこん、竹の子、
山菜、うど、切り干し大根、
ひじき、こんぶ、きのこ、
こんにゃくなど、
不溶性食物繊維が多いもの
や繊維がかたいもの

魚介類

わりと安心

魚（どれも問題ない)、
カキ、練り製品

気をつけて

イカ、タコ、油漬け缶詰め

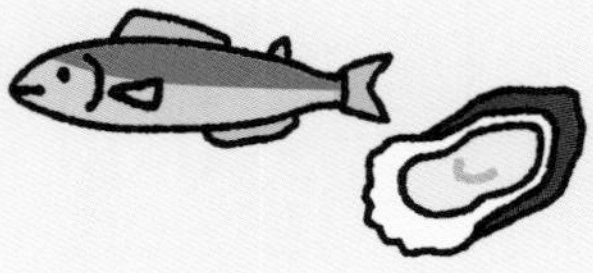

肉類・卵

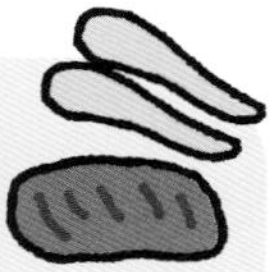

わりと安心

鶏ささ身、鶏胸肉（皮なし)、
卵、
ヒレ肉、赤身肉

豚肉と牛肉は個人差が大きい。脂身はカットして

気をつけて

ロース肉、バラ肉、
ハム、ベーコン、
ウインナソーセージ

豆・豆製品

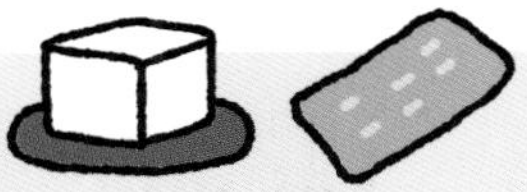

わりと安心

豆腐、豆乳、高野豆腐
油揚げ、
厚揚げ

油抜きをして使います

気をつけて

豆類（大豆、あずき、黒豆など）、おから

油脂類

使うときはごく少量に

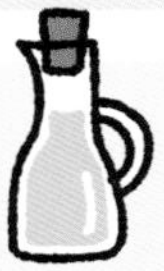

わりと安心

オリーブ油、菜種油、
n-3系油（しそ油、
えごま油、アマニ油）※

気をつけて

バター、マーガリン、ラード、
n-6系油（ごま油、大豆油）

※熱に弱いので、ドレッシングなど非加熱のものに使う。

菓子類・飲料・その他

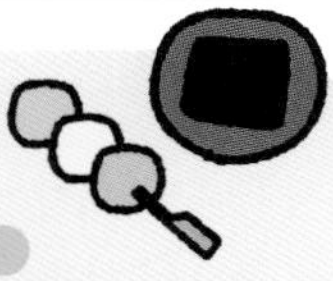

わりと安心

和菓子（つぶあん以外）、
せんべい（油を使っていないもの）、あめ、
フルーツジュース、麦茶、
ほうじ茶

気をつけて

スナック菓子、洋菓子、
チョコレート、コーヒー、
ココア、アルコール飲料、
炭酸飲料、ナッツ類、
辛味のある香辛料

果物

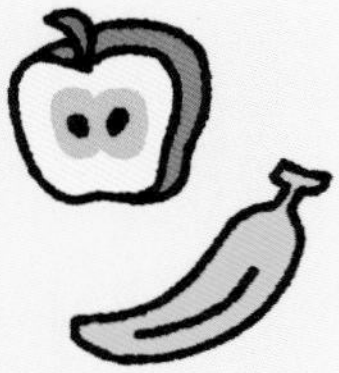

わりと安心

りんご、バナナ、桃、
洋梨などの缶詰め

気をつけて

いちごやラズベリーなど
小さな種があるもの、
酸味が強い柑橘《かんきつ》類、
ぶどうやメロン（発酵しやすい）、
キウイフルーツやパイナップル、
ドライフルーツ（プルーンなど）

乳類

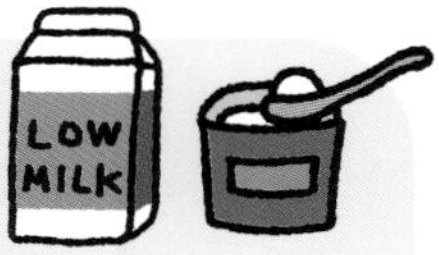

わりと安心

低脂肪・無脂肪の牛乳やヨーグルト、
カテージチーズ、スキムミルク、
乳酸菌飲料

気をつけて

普通脂肪・高脂肪の牛乳、
生クリーム、
高脂肪のアイスクリーム

バランスのよい食事の基本

1日に食べたい食事の目安量です。1600kcal前後のエネルギーがとれます。

魚介、肉

肉料理と魚料理
合わせて2皿

肉は脂身なしのものを、脂質が多い青背魚は1/2切れ～1切れを様子を見ながら食べます

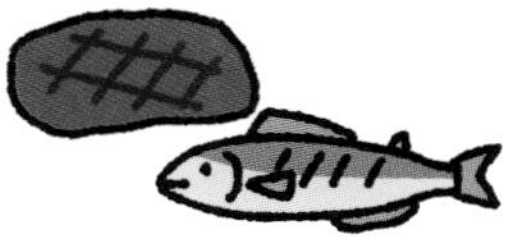

豆・豆製品

絹ごし豆腐
1/2 丁弱

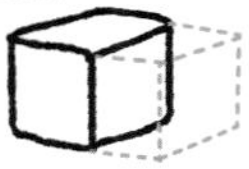

乳・乳製品

牛乳
コップ1杯

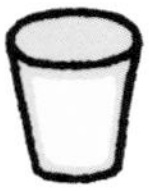

ヨーグルト
小鉢に1杯

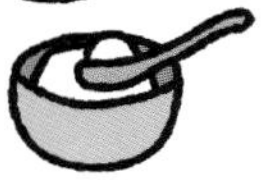

低脂肪や無脂肪のもの

野菜、芋、果物

野菜
緑黄色野菜と
淡色野菜を
合わせて 350 g

じゃが芋1個
りんご 1/2 個

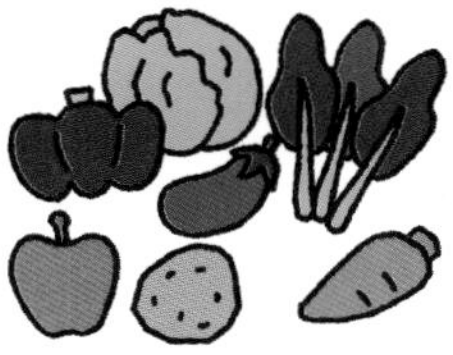

野菜はおなかの様子を見ながら、無理のない量でOK！

穀類、砂糖

ごはん
めし茶わんに軽く1杯

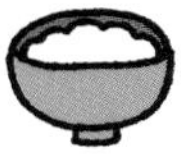

食パン
8 枚切り 2 枚

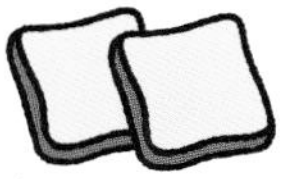

ゆでうどん 1玉
砂糖 大さじ1

ごはん、パン、めんの中から選んで主食に。

卵

卵
1/2 ～ 1 個

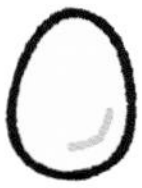

低脂肪料理のコツ

脂質をおさえるコツ、ノンオイルでおいしく作るコツをご紹介します。

コツ1 脂質の少ない食材を選ぶ

肉

部位別に脂質量を見てみましょう！

牛肉

脂質が多いので様子を見ながら。食べるならすき焼きなど、なべ物がおすすめです。牛肉の量は決めておき、豆腐や野菜はしっかりとりましょう。

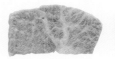

牛バラ肉
100gあたり
381kcal 脂質**37.3**g

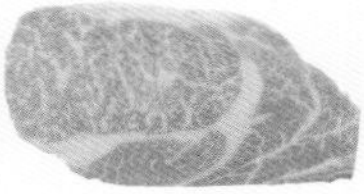

牛肩ロース肉
100gあたり
295kcal 脂質**24.7**g

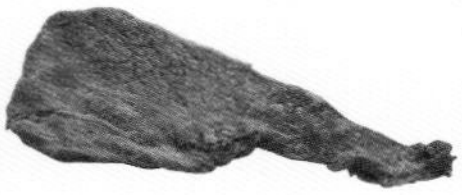

牛もも肉
100gあたり
196kcal 脂質**12.6**g

豚肉

100gあたり、バラ肉の脂質は34.9g、ロース肉は18.5g、ヒレ肉は3.3gと、部位によって異なります。脂身が多くついている場合は、できるだけカットして使います。

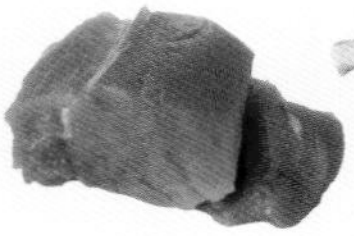

豚ヒレ肉
100gあたり
118kcal 脂質**3.3**g

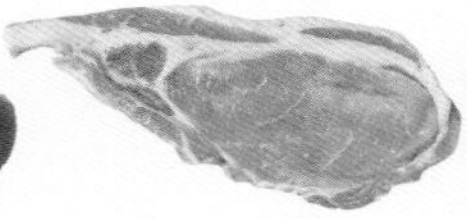

豚ロース肉
100gあたり
248kcal 脂質**18.5**g

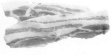

豚バラ肉
100gあたり
366kcal 脂質**34.9**g

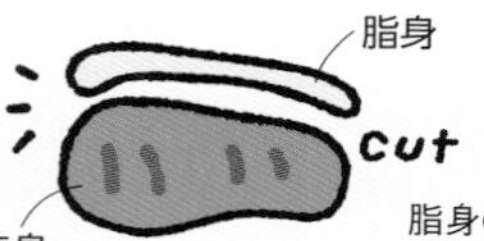

脂身の部分は
できるだけ除きます。

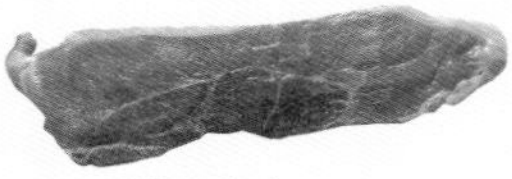

豚もも肉
100gあたり
171kcal 脂質**9.5**g

鶏肉

牛肉や豚肉に比べると脂質量が少なく、体調が悪いときも比較的安心して食べられます。皮と脂身に脂質が多いので、それらは除いて調理しましょう。もも肉に比べて、胸肉やささ身はさらに低脂肪です。

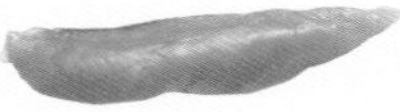

鶏ささ身
100gあたり
98kcal 脂質**0.5**g

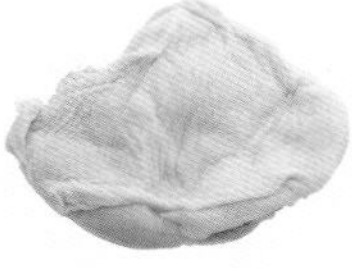

鶏もも肉・皮つき
100gあたり
190kcal 脂質**13.5**g

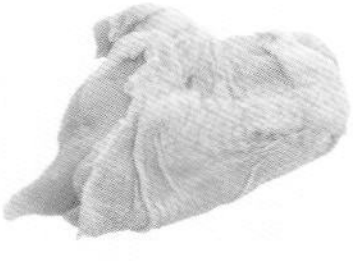

鶏胸肉・皮つき
100gあたり
133kcal 脂質**5.5**g

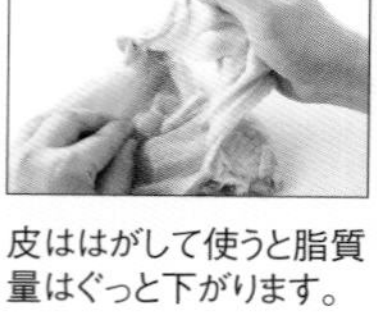

皮ははがして使うと脂質
量はぐっと下がります。

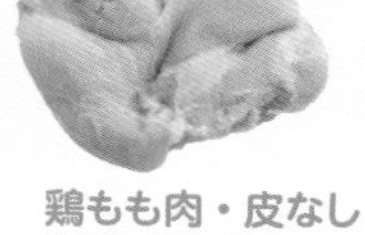

鶏もも肉・皮なし
100gあたり
113kcal 脂質**4.3**g

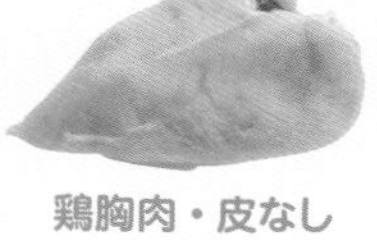

鶏胸肉・皮なし
100gあたり
105kcal 脂質**1.6**g

食材写真と概量の出典：『食品の栄養とカロリー事典』、『腎臓病の食品早わかり』、『たんぱく質早わかり』（ともに女子栄養大学出版部）

魚

魚は比較的安心な食材。量を決めて食べたい

青背魚は白身魚に比べると脂質が多いのですが、体によい油を含むので、全体の脂質量に気をつけながら食べるようにしましょう。

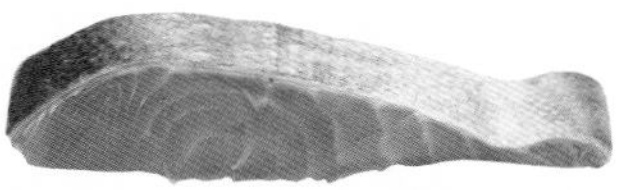

サケ
1切れ100g
124kcal　脂質**3.7**g

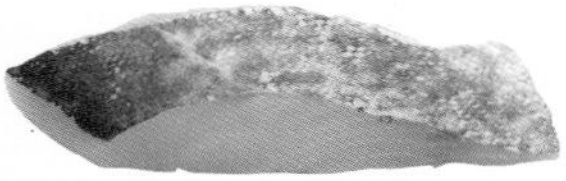

タラ
1切れ100g
72kcal　脂質**0.1**g

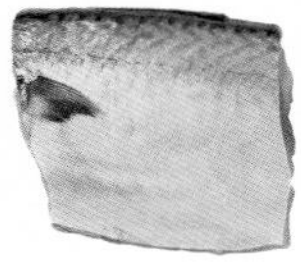

サバ
1切れ80g
169kcal　脂質**10.2**g

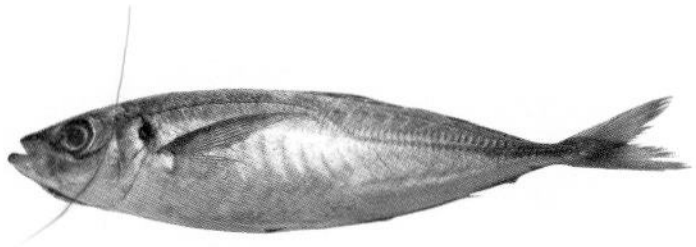

アジ
1尾160g（正味70g）
78kcal　脂質**2.5**g

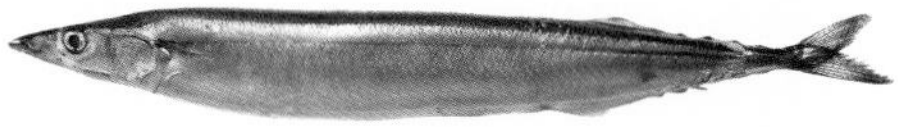

サンマ
1尾150g（正味100g）
287kcal　脂質**22.7**g

牛乳・乳製品

カルシウムの供給源。脂質をおさえてとりたい

牛乳やヨーグルト、チーズはたんぱく質やカルシウムの供給源です。牛乳とヨーグルトは低脂肪や無脂肪のものを選ぶとよいでしょう。チーズは全体的に高脂肪ですが、カテージチーズは脂質量がおさえられています。脂質がおさえられた市販の低脂肪チーズも便利です。

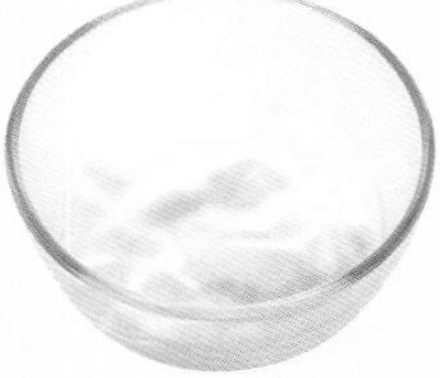

プレーンヨーグルト（無脂肪・無糖）
1食分80g
30kcal　脂質**0.2**g

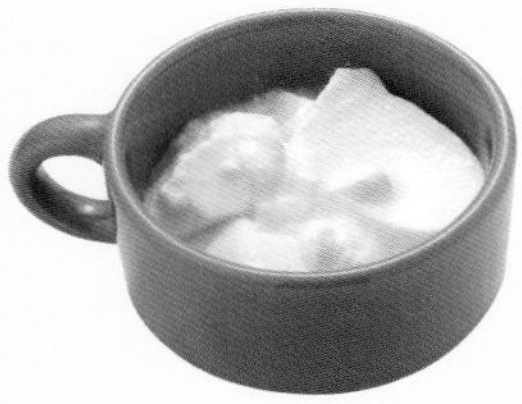

プレーンヨーグルト（全脂・無糖）
1食分80g
45kcal　脂質**2.2**g

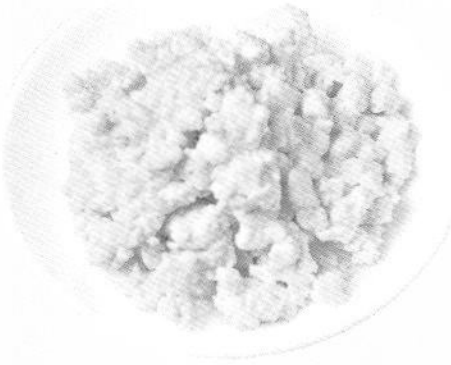

カテージチーズ
25g
25kcal　脂質**1.0**g

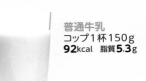

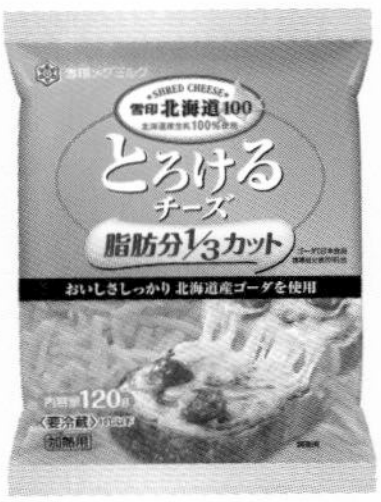

低脂肪チーズ
10g
30kcal　脂質**1.8**g

ゴーダチーズを配合した、とろけるタイプのシュレッドチーズ。

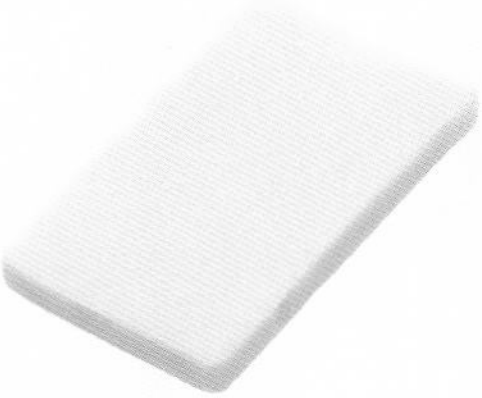

プロセスチーズ
1切れ10g
31kcal　脂質**2.5**g

普通牛乳
コップ1杯150g
92kcal　脂質**5.3**g

低脂肪牛乳
コップ1杯150g
63kcal　脂質**1.5**g

豆腐・豆腐製品

＼ 淡泊な味わいで、幅広く料理に使えます ／

豆腐は低脂肪で高たんぱく質の食材です。厚揚げや油揚げを使う場合、熱湯をまわしかけて油抜きをしてから使います。

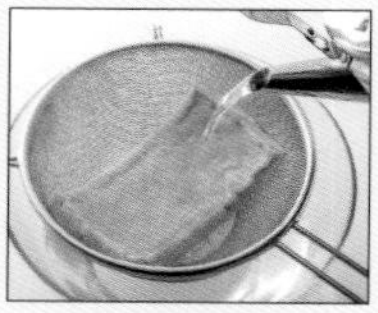

油揚げや厚揚げは、ざるに入れて熱湯をまわしかけ、油抜きをします。

油揚げ
1枚20g
75kcal　脂質**6.2**g

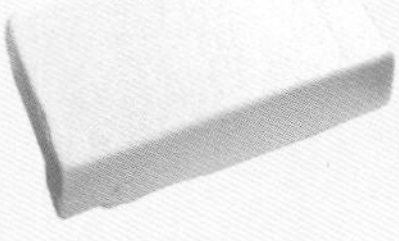

絹ごし豆腐
1丁300g
168kcal　脂質**9.6**g

低脂肪の食品も便利

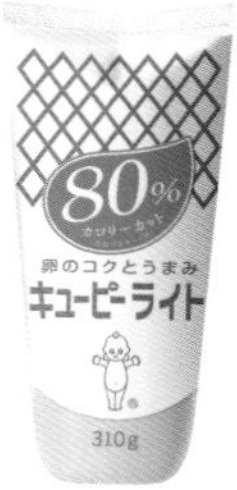

低脂肪マヨネーズ
15g
20kcal　脂質**1.5**g

油の量を減らしてエネルギーダウン。卵のこくはしっかりと味わえます。

卵

＼ 栄養しっかり！ ／

良質なたんぱく質、ビタミン、ミネラルを多く含みます。特にカルシウム、鉄、ビタミンA・B_1・B_2・Dなどが豊富。

全卵
1個65g（正味55g）
78kcal　脂質**5.1**g

コツ2 調理にひとくふう

脂質の摂取量を減らすために、本書では、調理はなるべく油を使わずに行なっています。

食材をいためるときはフッ素樹脂加工のフライパンを使い、強火にすると食材の水分がとんでしまうので、中火弱～中火でゆっくりと加熱して、しっとりと仕上げます。

また、煮る、焼く、電子レンジで加熱する、蒸し焼き、ホイル焼き、煮込み料理などの調理法を選ぶのも一案です。

ノンオイルだと、食材がフライパンにくっつきがちに。ゴムべらがあればきれいにはがせます。

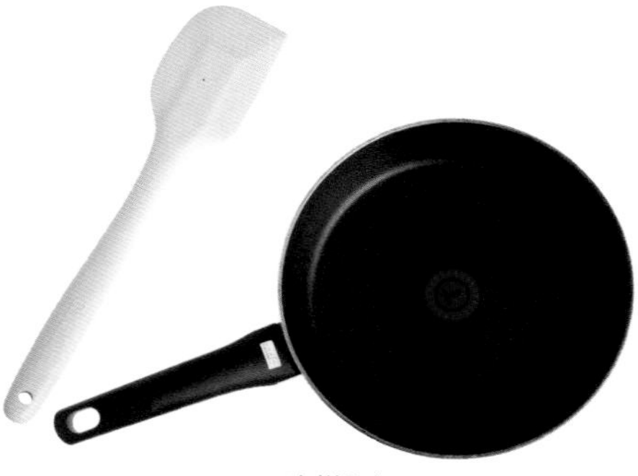

フッ素樹脂加工のフライパンはノンオイル料理の必須アイテム！

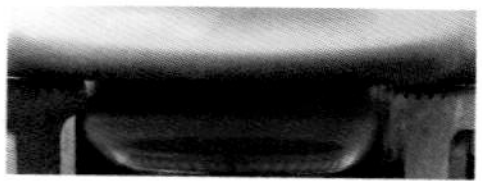

中火は、炎の先がなべ底に当たる状態。これよりも少し弱い火加減（中火弱～中火）がノンオイル調理に向きます。

コツ3

低脂肪の既存料理を利用

脂質をおさえて作られたレトルトや冷凍食品などをストックしておくと便利です。食事作りに時間がとれないとき、家を留守にするとき、「今日は疲れたな」というときのお助けにもなります。

まんぞく君

脂質と食物繊維を控え、ＩＢＤの人も安心して食べられる商品（一般食品）をとりそろえています。本書でも利用した「ノンフライ・無かんすいのインスタントめん」（64ページ）をはじめ、チキンカレーやミートソース、シチューなどのレトルトがあります。

まんぞく君 WEBSHOP
https://www.manzokukun.com/

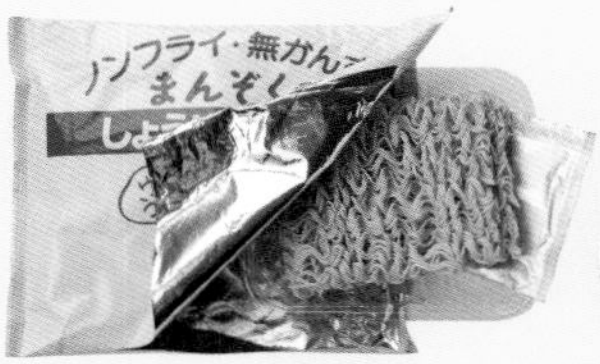

まんぞく君のインスタントめん

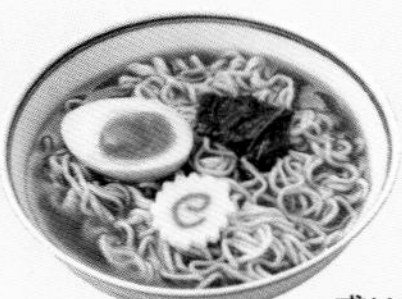

盛りつけ例

楽チン!ライフ

ＩＢＤの人にも食事を楽しんでもらいたいと、管理栄養士監修のもとで作った消化のよい冷凍食品がずらり。シューマイ、ハンバーグ、グラタンなどのラインアップがあります。

https://rakuchinlife.jp/

ノンオイルでおいしく仕上げる 3つのくふう

かたくり粉を活用する

食材にかたくり粉をまぶして加熱したり、料理の仕上がりに水どきかたくり粉を加えてとろみをつけたり。うま味が閉じ込められ、なめらかな口当たりになります。

下味をしっかりつける

食材のくせを消し、うま味を引き出します。味がしっかりつくと、ノンオイルでももの足りなさを感じさせない利点もあります。

香味豊かな食材を使う

ねぎなどの香味野菜、ハーブ類、刺激の少ないスパイス、すりごまなど。これらの香味が油のこくの代わりに役立ちます。

まだまだたくさんのくふうあり！
20ページからご紹介する
料理のPoint必見です。

小児のIBD診療に精通した施設一覧

（2023 年4月現在）

施設名	代表者氏名
札幌厚生病院小児科	高橋 美智子
国立病院機構盛岡医療センター小児科	佐々木 美香
宮城県立こども病院総合診療科	虻川大樹
順天堂大学医学部小児科	清水 俊明
国立成育医療研究センター消化器科・小児IBDセンター	新井 勝大
横浜市大附属市民総合医療センター IBDセンター	国崎 玲子
自治医科大学小児科	熊谷 秀規
筑波大学医学群小児科	田川 学
群馬大学医学部小児科	石毛 崇
埼玉県立小児医療センター消化器・肝臓科	岩間 達
千葉県こども病院小児外科	齋藤 武
大塚診療所	大塚宜一
東京女子医科大学小児科	永田 智
東京都立小児総合医療センター消化器科	細井 賢二
済生会横浜市東部病院こどもセンター	梅津守一郎
信州大学医学部小児科	中山 佳子
あいち小児保健医療総合センター感染免疫科	岩田 直美
藤田医科大学小児外科	井上 幹大
三重県立総合医療センター小児外科	内田 恵一
三重大学医学部小児外科	小池勇樹
近畿大学奈良病院小児科	虫明 聡太郎
京都大学医学部小児科	日衛嶋 栄太郎
大阪母子医療センター消化器・内分泌科	惠谷ゆり
大阪医科薬科大学小児科	梶 恵美里
大阪大学医学部小児科	木村武司
和歌山県立医科大学小児科	徳原大介
香川大学医学部小児科	近藤 健夫
久留米大学医学部小児科	水落 建輝
佐賀大学医学部小児科	垣内俊彦

さまざまな支援

●医療費助成制度

18 歳未満の IBD について、指定医療機関が行なう医療に限って医療費の自己負担の一部が助成される制度。20 歳の誕生日を過ぎた時点で対象からはずれるため、難病の医療費助成制度を新たに申請する必要があります。

小児慢性特定疾病情報センター
https://www.shouman.jp/

●患者さん向け情報サイト

IBDプラス［QLIFE］

お悩み相談が充実。IBDのレシピも満載で、会員登録（無料）で見ることができる。
https://ibd.qlife.jp/

IBDステーション［武田薬品工業（株）］

IBD患者さんに寄り添う社会をめざして。市民公開講座、料理教室などの情報もある。
https://www.ibdstation.jp/

IBD LIFE［ヤンセンファーマ（株）］

治療、食事、仕事、毎日の「どうすれば?」を「こうすれば!」にかえる糸口がここに。
https://www.ibd-life.jp/

●スマートフォンアプリ

IBDサポート［EAファーマ（株）］

「この料理の脂質は何ｇ？」など、毎日の食事と体調管理をサポートするアプリ。
https://www.eapharma.co.jp/patient/useful/ibdsupport

●IBD専門誌

CCJAPAN［(株)三雲社］

隔月（偶数月）刊行の情報紙。サイトでは、過去号の一部を無料で読むことができる。
http://www.mikumosha.co.jp/ccjapan/

●患者会

NPO法人　IBDネットワーク

各地で活躍する患者会の情報サイト。近い所で同じIBD患者さんとつながるチャンス。
https://ibdnetwork.org/assoc_list/

第2章

おなかも満足
低脂肪レシピ

おなかがすく成長期、食べたいのに制限があることに悩む思春期。
でも、むちゃをすると体調をくずしてつらいこともわかっています。
寛解期をキープするには「低脂肪」がポイントに。
食べごたえも満足感もしっかりあるレシピをご紹介します。

退院直後で食べるものに悩むとき、また、少し体調がよくないというときも安心の、おなかにやさしい食事です。軽い朝食としてもおすすめです。

これ1品でOK!
軽めの食事

カニたま雑炊

カニかまのうま味と卵のこくでおなかが満たされます。たんぱく質もきちんととれます。

材料／1人分

ごはん	100g
卵	1個（55g）
カニ風味かまぼこ	2本（20g）
だし	2カップ
a 酒・しょうゆ	各小さじ1
a 塩	ひとつまみ
三つ葉	2本

作り方

1 卵は割りほぐす。カニかまはほぐす。三つ葉は3cm長さに切る。
2 ごはんはざるに入れ、水で洗ってぬめりを除く。ざるにあげて水けをきる。
3 なべにだしを入れて中火にかけ、煮立ったらaを加えて調味し、カニかまと2を加える。ごはんがやわらかくなるまで5分ほど煮る。
4 卵を流し入れ、半熟状になったら火を消す。器に盛り、三つ葉を散らす。

Point
冷蔵庫によくある食材で

- カニ風味かまぼこのうま味と塩味がアクセント。さらりと食べられる雑炊です。
- 冷蔵庫にストックしてあるもので簡単に作れるので、献立に悩んだときのお助けレシピに。

中国風鶏がゆ

黄身をくずして食べるわくわく感。干し貝柱を加えるとうま味が濃くなります。

材料／1人分

米	1/2カップ（85g）
鶏ささ身	1本（50g）
干し貝柱※	1個（乾5g）
顆粒鶏がらだし	小さじ1/4
a 卵黄	1個
a ねぎ（せん切り）	30g
a しょうが（せん切り）	3g
しょうゆ	小さじ1

※省いてもよい。

作り方

1 米は洗ってざるにあげ、水けをきる。
2 小なべにささ身を入れ、水をひたひた（約1 1/2カップ）に注ぎ入れて火にかけ、煮立ったら火を消してそのままさます。ささ身を細く裂く。ゆで汁はとりおく。
3 小さい器に貝柱を入れ、熱湯をかけ（約1/4カップ）、さめるまでおいてもどす。とり出してほぐし、もどし汁ごとおく。
4 2のささ身のゆで汁と3を合わせ、水を足して2 1/2カップにし、なべに入れる。鶏がらだしと1を加え混ぜて強火にかけ、煮立ったら弱火にして30分煮る（途中でかき混ぜない）。
5 2のささ身を加え、弱火で15分煮る。
6 器におかゆを盛り、aをのせる。しょうゆをかけ、かき混ぜながら食べる。

Point
家族みんなが好む味

- ささ身と干し貝柱のうま味をじんわりと感じる、家族みんなに喜ばれるおかゆです。米の甘味も感じられます。
- 貝柱がないときは、ささ身のあっさりしたうま味を楽しんで。
- ささ身は火を通しすぎるとかたくなるので注意を。

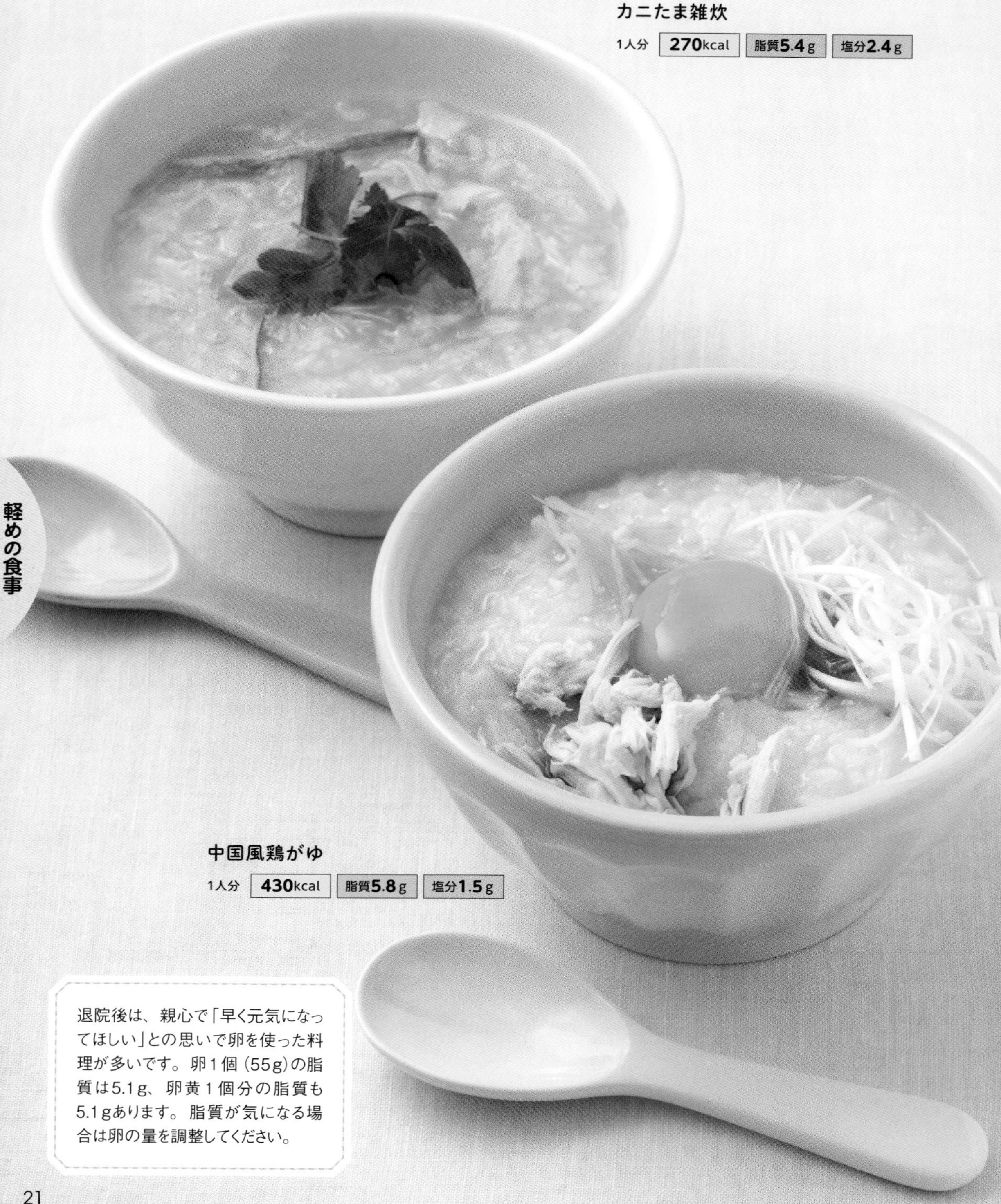

カニたま雑炊

1人分　270kcal　脂質5.4 g　塩分2.4 g

中国風鶏がゆ

1人分　430kcal　脂質5.8 g　塩分1.5 g

退院後は、親心で「早く元気になってほしい」との思いで卵を使った料理が多いです。卵1個（55g）の脂質は5.1g、卵黄1個分の脂質も5.1gあります。脂質が気になる場合は卵の量を調整してください。

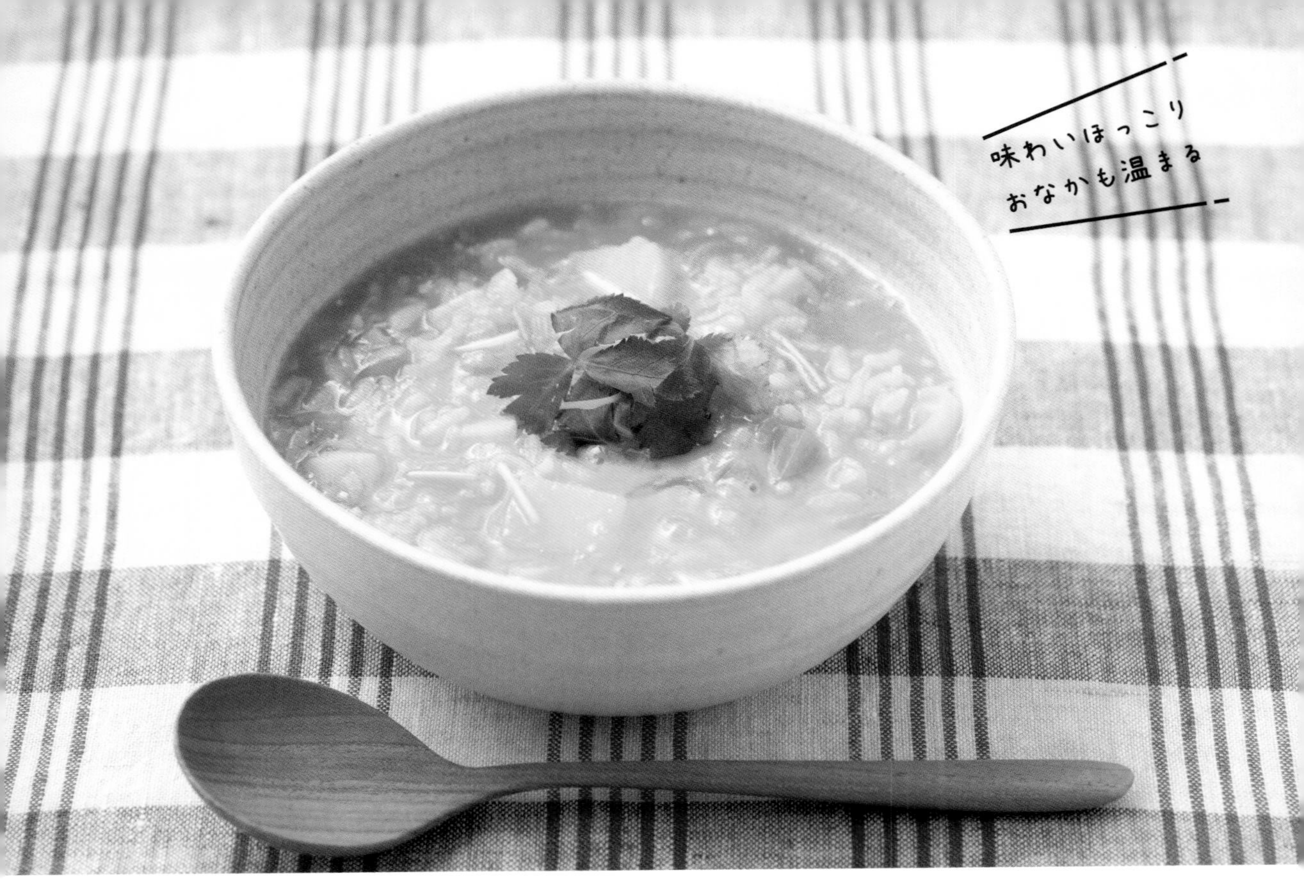

じゃが芋と卵のみそおじや

卵、芋、野菜が入った、具だくさんのおじや。みそで味をまとめます。

材料／1人分

ごはん	150g
卵	1個（55g）
じゃが芋	70g
にんじん	30g
かまぼこ	2切れ（16g）
ねぎ	25g
だし	2カップ
みそ	大さじ1/2
三つ葉	2本

作り方

1 じゃが芋は皮をむいて1cmのさいの目に切り、水にさらして水けをきる。にんじんとかまぼこはじゃが芋より小さなさいの目切りにする。ねぎは薄い小口切りにする。三つ葉は2cm長さに切る。

2 なべにだしとにんじんを入れて火にかけ、3分ほど煮る。じゃが芋とかまぼこを加え、ごはんを加えてにんじんと芋がやわらかくなるまで煮る。

3 みそを加えて味をととのえる。ねぎを加え、卵を割りほぐしてまわし入れる（そのまま割り入れてもよい）。半熟状になったら火を消す。

4 器に盛り、三つ葉を散らす。

Point

卵は半熟に火を通してやわらかく

- じゃが芋はくずれるくらいにやわらかく煮ると、ほっこりとした味わいでおいしさが増します。
- 卵は半熟の状態で火を消すと、さらにやさしい味わいに。

1人分 **411**kcal 脂質**6.1**g 塩分**2.2**g

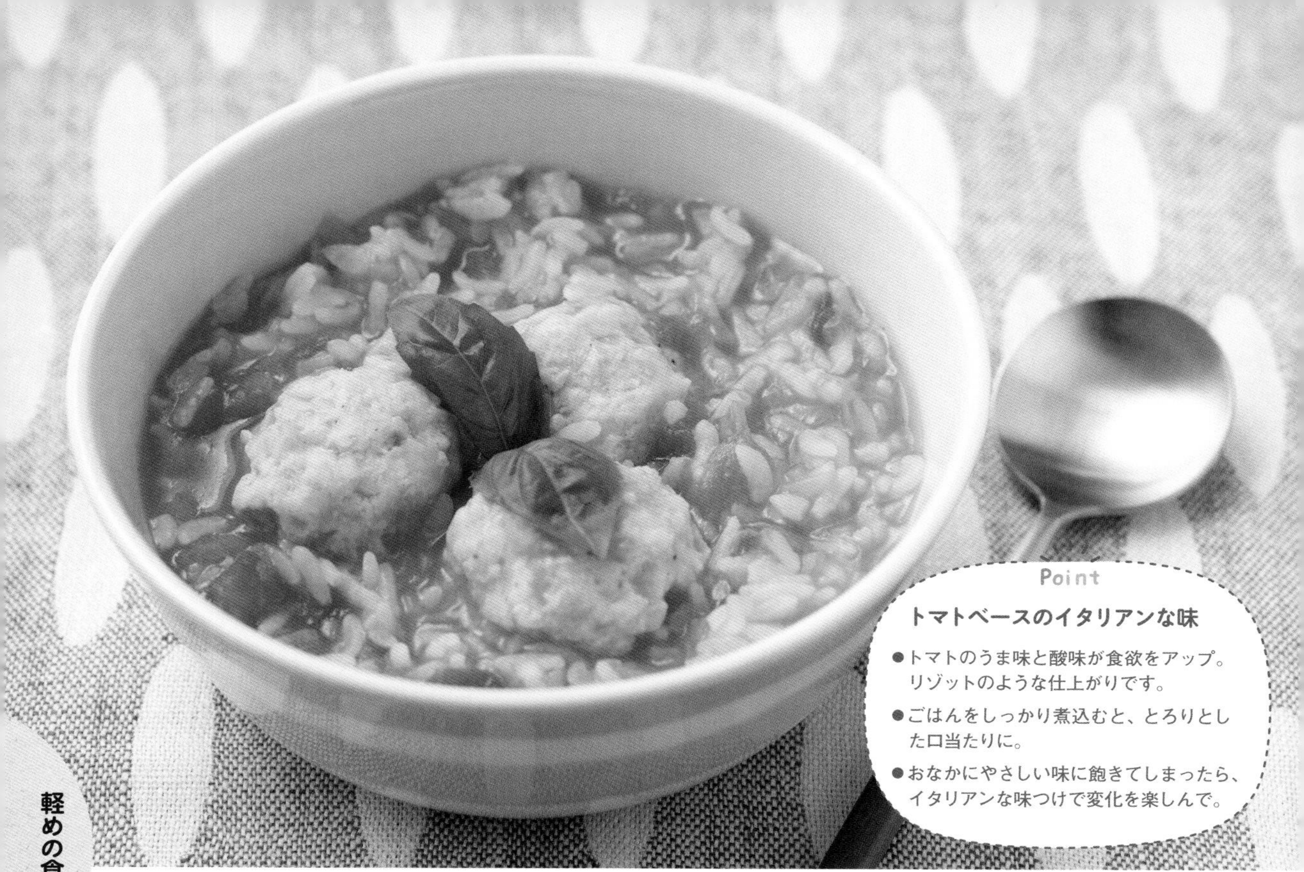

Point

トマトベースのイタリアンな味

- トマトのうま味と酸味が食欲をアップ。リゾットのような仕上がりです。
- ごはんをしっかり煮込むと、とろりとした口当たりに。
- おなかにやさしい味に飽きてしまったら、イタリアンな味つけで変化を楽しんで。

チキンミートボールのトマトがゆ

チキンミートボールはまとめ作りしておくと、
トマト煮にしたりあんかけにしたりと便利です。

材料／1人分

	ごはん	150 g
	チキンミートボール	3個
	玉ねぎ	50 g
	セロリ（筋を除く）	20 g
	にんにく（すりおろす）	少量
a	水	1/2カップ
a	ホールトマト缶詰め	100 g
a	顆粒チキンブイヨン	小さじ1/3
	バジル（ホール・乾）※・塩・こしょう	各少量
	バジルの葉（飾り用）	少量

※オレガノ（ホール・乾）でもよい。

作り方

1 玉ねぎとセロリはそれぞれみじん切りに切る。
2 なべににんにくと水大さじ1（分量外）を入れて火にかけ、温まって香りが立ったら 1 を加え、中火弱で玉ねぎが透き通るまで加熱する。
3 a を加えて5分ほど煮る。ミートボールを加え、ごはんとバジル（乾）を加えてさらに3分ほど煮て、塩とこしょうを加える。
4 器に盛り、バジルの葉を飾る。

1人分 378kcal 脂質3.8 g 塩分1.8 g

チキンミートボールの作り方

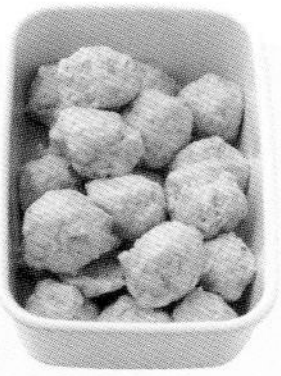

冷蔵で3～4日
冷凍で1か月※
※密閉できる保存袋に入れる

1個分 32kcal 脂質1.1 g 塩分0.2 g

材料／20個分

鶏ひき肉	300 g
玉ねぎ	80 g
パン粉・牛乳※	各大さじ4
卵	1/2個（25 g）
かたくり粉	大さじ3
塩	小さじ1/2
ナツメグ・こしょう	各少量

※豆乳（成分無調整）でもよい。

作り方

1 玉ねぎはみじん切りにし、電子レンジで3分加熱する。さめるまでおく。
2 パン粉は牛乳に浸す。
3 ボールに全材料を入れ、よく練り混ぜる。
4 なべに湯を沸かし、3 を一口大に丸めては落とす。浮いてきたら1分ほどゆでて火を通し、ざるにあげる。

かきたまうどん

1人分 356kcal 脂質5.7g 塩分4.3g

しょうゆとみりんで甘辛くとろみのある汁が、おなかをやさしく温めます。

材料／1人分

ゆでうどん	1玉（200g）
卵	1個（55g）
だし	2カップ
a しょうゆ・みりん	各大さじ1
a 塩	ひとつまみ
かたくり粉・水	各小さじ2
小ねぎ（小口切り）	1本
三つ葉（2～3㎝に切る）※	2本
しょうがの搾り汁	好みで少量

※省いてもよい。

作り方

1 なべにだしを入れて火にかけ、aを加えて調味する。

2 うどんを加えて煮立て、分量の水でといたかたくり粉を加えてとろみをつける。

3 卵を割りほぐしてまわし入れ、再び煮立ったらひと混ぜする。

4 器に盛り、小ねぎと三つ葉を散らす。好みでしょうが汁をふる。

Point

かきたまにして見ためも軽やかに

- 小腹がすいたときなども、うどんがあればすぐにでき上がります。冷凍うどんをストックしておくと便利です。
- かたくり粉でとろみをつけたところに卵を流し入れると、絹布のようにふわっと広がります。

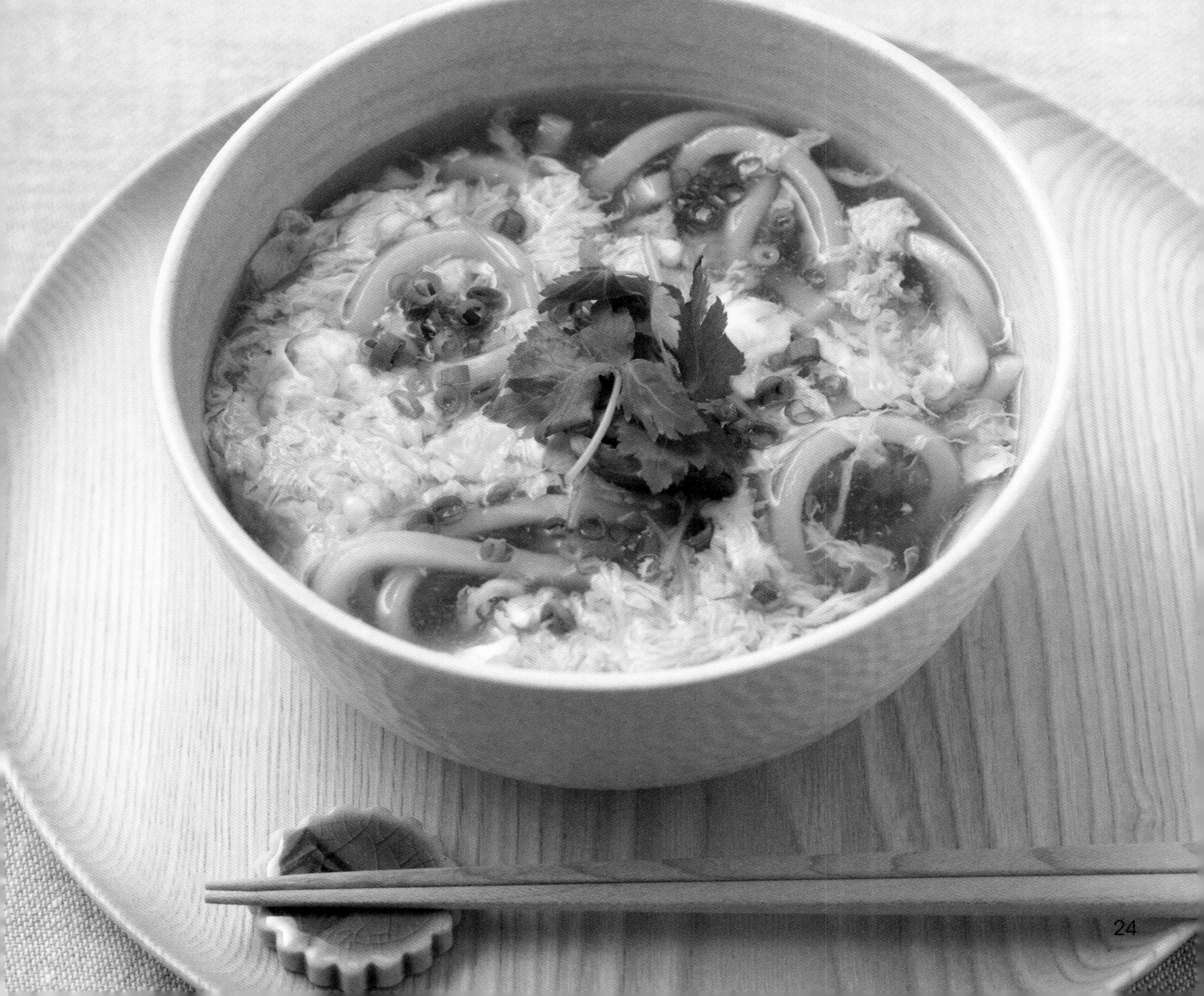

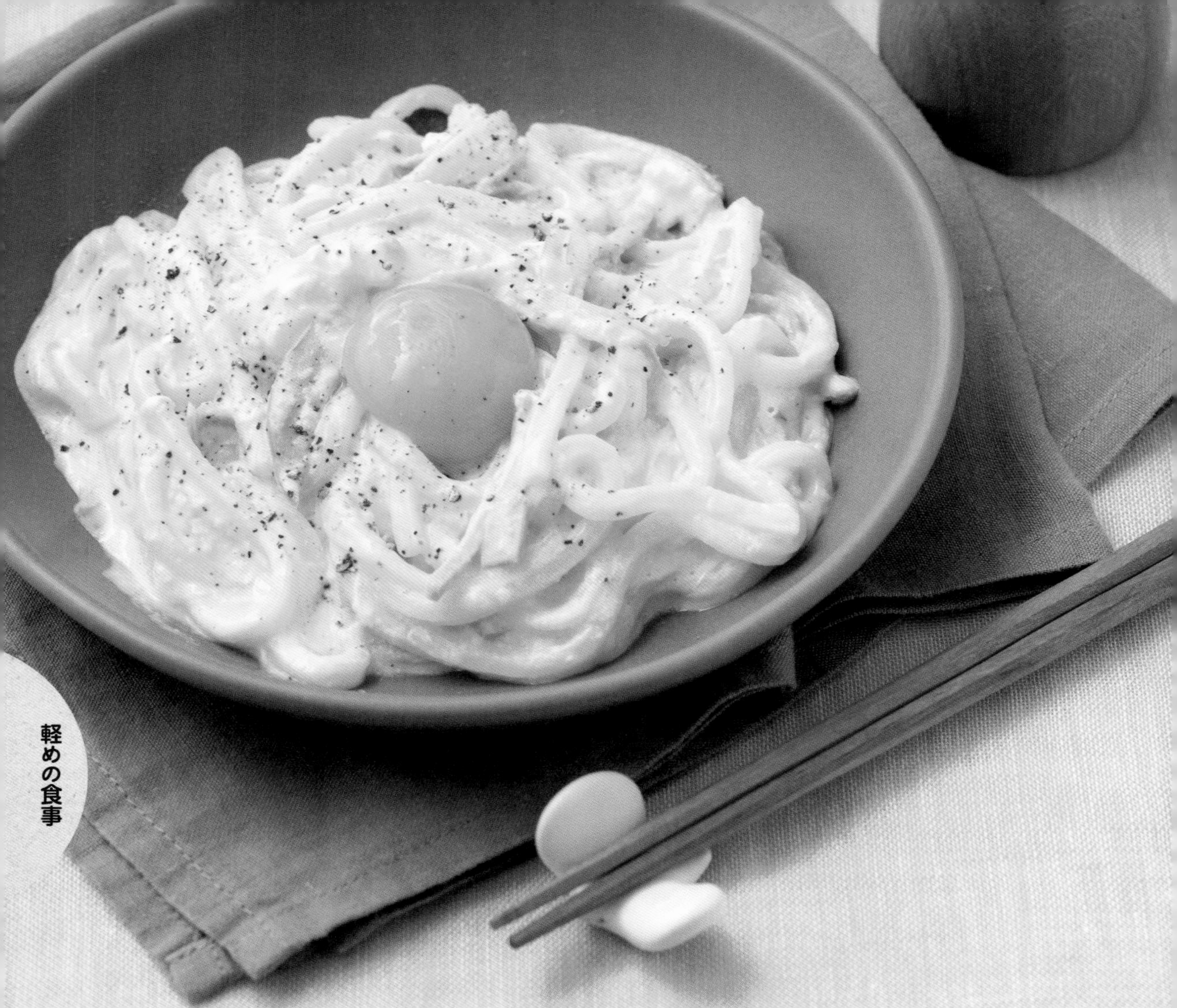

和風カルボナーラうどん

1人分 388kcal 脂質11.9g 塩分2.5g

うどんで作る、おなかにやさしいカルボナーラ。体調がよくなって食欲も出てきたころにおすすめ。

材料／1人分

- 冷凍うどん……1玉（200g）
- ボンレスハムの薄切り……1枚（10g）
- 低脂肪牛乳……1/2カップ
- 白だし……大さじ2/3
- 卵（割りほぐす）……1個（55g）
- 卵黄……1個
- あらびき黒こしょう……好みで少量

作り方

1. うどんは袋の表示に従って解凍する。ハムは短冊切りにする。
2. フライパンにハムと牛乳を入れて火にかけ、煮立ったら火を消し、白だしと卵を加え混ぜる（ソース）。
3. うどんを加えて弱火にかけ、ソースをからめる。
4. 器に盛り、中央に卵黄をのせ、好みでこしょうをふる。

Point

なめらかなソースは火加減がコツ

- スパゲティをうどんにかえたカルボナーラ。白だしの風味をきかせたやさしい味です。
- 卵を加えたら、火をぐっと弱めてゆっくりかき混ぜながら加熱しましょう。なめらかな口当たりに仕上がります。

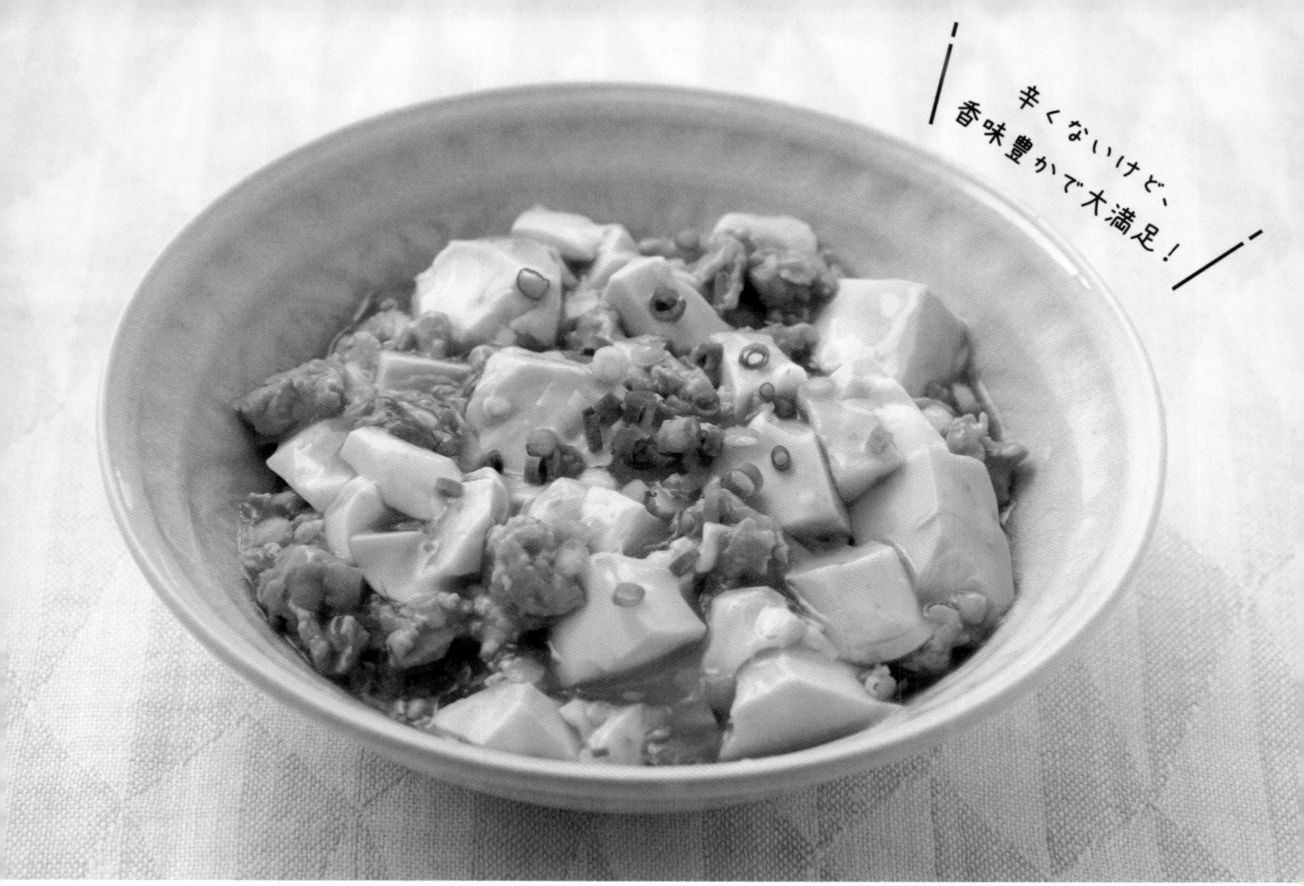

鶏ひき肉の辛くない麻婆丼

しょうがとにんにくの香味、オイスターソースのうま味で満足度が高い丼に。

材料／1人分

温かいごはん……150g
絹ごし豆腐……150g
鶏ひき肉……45g
しょうが（みじん切り）……少量
にんにく（みじん切り）……少量
ねぎ（みじん切り）……25g
a
- 水……大さじ4
- しょうゆ……大さじ1/2
- みそ・酒・オイスターソース……各小さじ1
- 砂糖……小さじ2/3
- 顆粒鶏がらだし……小さじ1/3

- かたくり粉……小さじ1
- 水……小さじ2

小ねぎ（小口切り）……少量

作り方

1 豆腐は大きめのさいの目に切る。aは混ぜ合わせる。
2 フライパンにしょうがとにんにく、水少量（分量外）を入れて火にかけ、香りが立ったらねぎを加えて加熱する。
3 鶏ひき肉を加えてほぐすように加熱し、火が通ったらaと豆腐を加える。ふたをして弱火で3分ほど煮る。分量の水でといたかたくり粉を加え混ぜ、とろみをつける。
4 器にごはんを盛って3をかけ、小ねぎを散らす。

Point
おなかにやさしく、こくはしっかり
- 豆板醤などの辛味は入っていないので、おなかへの刺激は心配ありません。
- こくのある味つけと香味野菜で、麻婆豆腐が食べたい気持ちも満足します。

1人分 454kcal 脂質10.4g 塩分3.0g

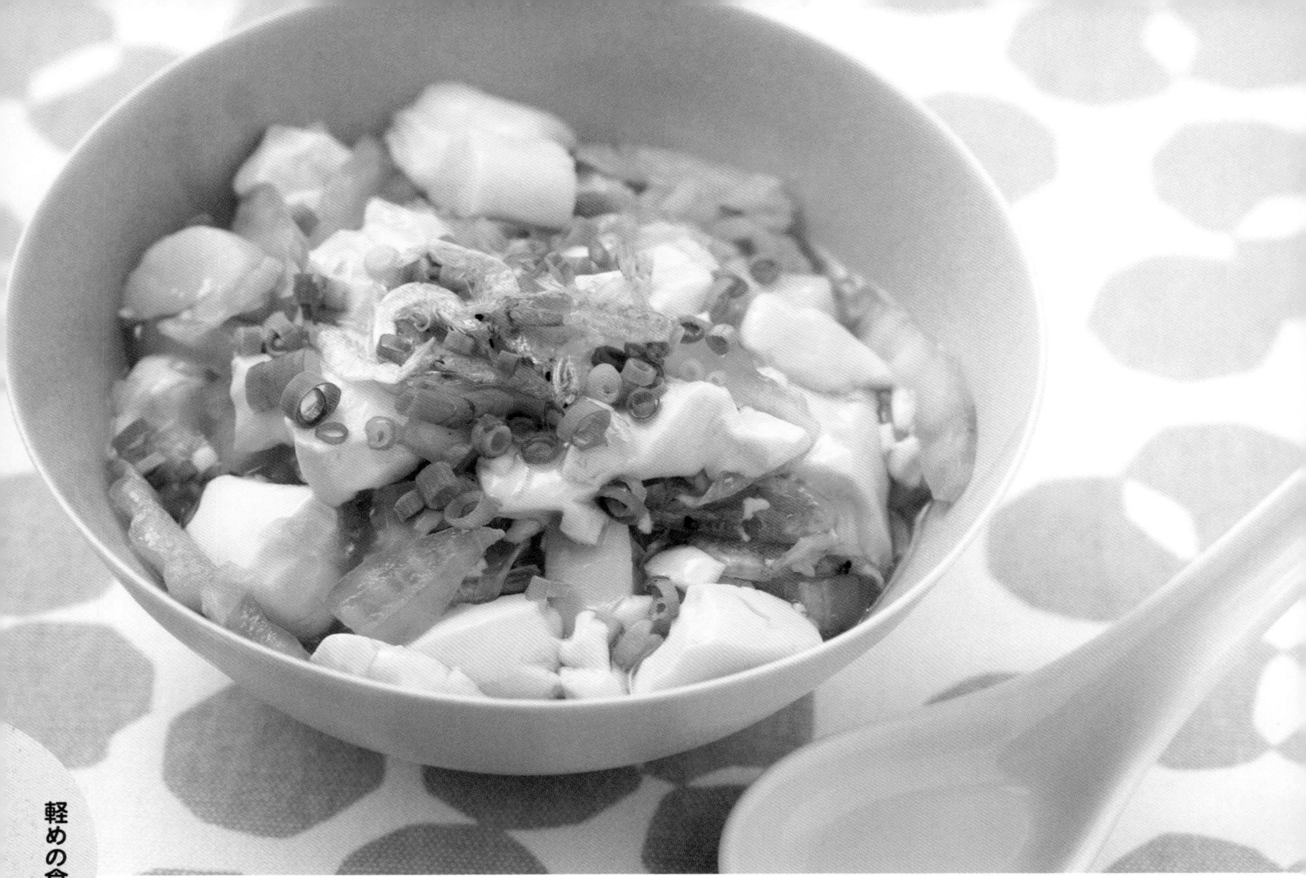

豆腐のあんかけ丼

絹ごし豆腐を使ってもう1品。あんでなめらかにまとめれば食べごたえも増します。

材料／1人分

	温かいごはん	150g
	絹ごし豆腐	100g
	白菜	50g
	ホタテ貝柱	1個（30g）
	桜エビ	乾2g
a	だし	1/2カップ
a	しょうゆ	大さじ1
a	酒	小さじ2
a	みりん	小さじ1 1/2
a	塩・しょうがの搾り汁	各少量
	かたくり粉	小さじ1 1/2
	水	大さじ1
	小ねぎ（小口切り）	1本

作り方

1 白菜は1cm幅に切る。桜エビはフライパンでから炒りする。

2 なべにaを入れて火にかけ、煮立ったら白菜を加えてやわらかくなるまで煮て、ホタテと桜エビを加えてさっと煮る。

3 分量の水でといたかたくり粉を加え混ぜ、とろみがついたら豆腐をくずし入れ、温める。

4 丼にごはんを盛って3をかけ、小ねぎを散らす。

Point

豆腐が主体で超低脂肪！

- おなかにやさしいものがとにかく食べたいときにおすすめ。
- 1日に摂取する脂質の量がオーバーしそうなときの調整メニューにしても！

1人分 **392**kcal　脂質**3.6**g　塩分**3.2**g

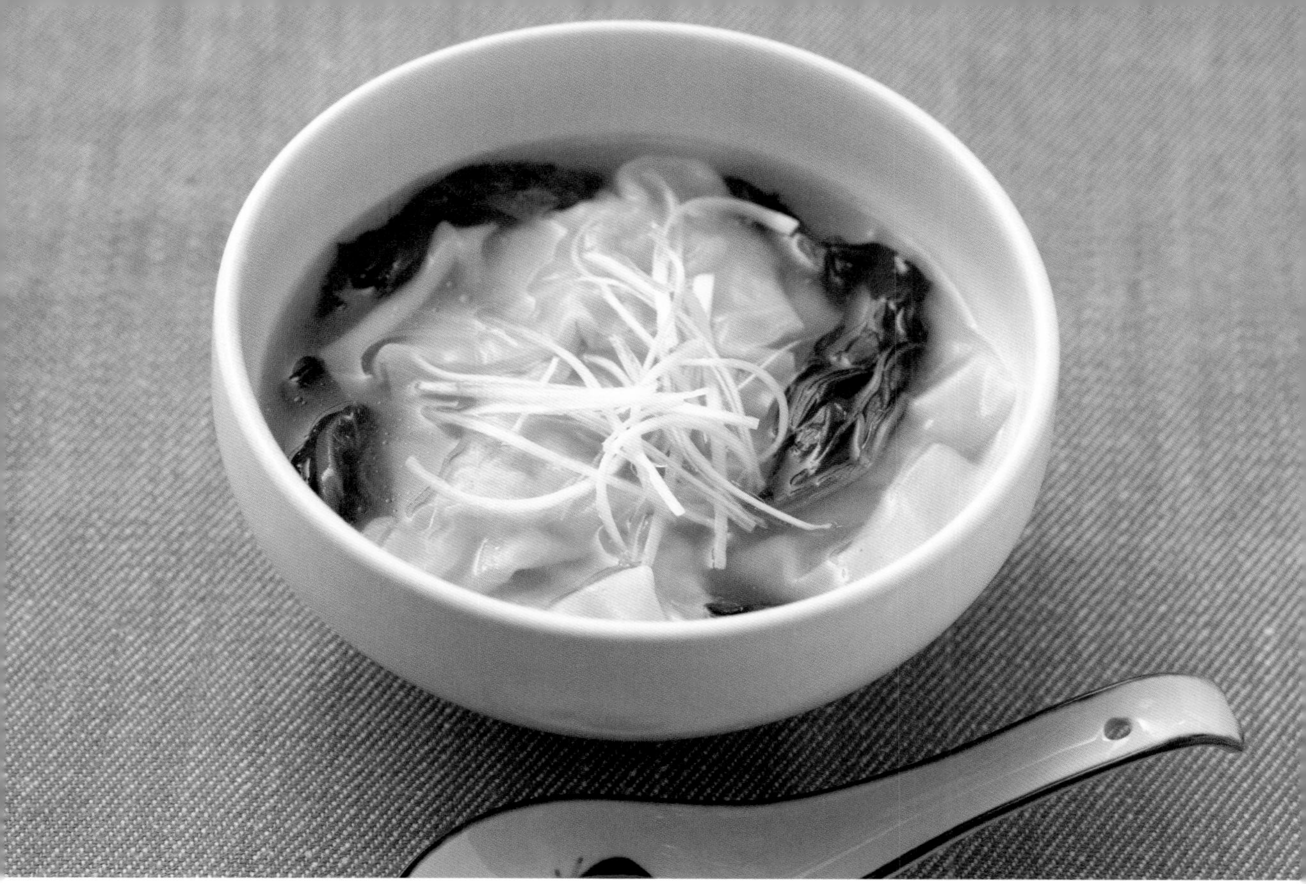

ノンオイルのワンタンスープ

やわらかく煮たワンタンが主食の代わりになります。よく噛《か》んで食べ、消化を助けます。

材料／1人分

鶏ひき肉……25g

a
- ねぎ（みじん切り）……3g
- しょうが（すりおろす）……3g
- 酒……小さじ1
- しょうゆ……小さじ1/4
- 塩……ひとつまみ
- こしょう……少量

ワンタンの皮……6枚（20g）

b
- 水……1カップ
- 顆粒鶏がらだし……小さじ1/4
- 酒……小さじ1
- しょうゆ……小さじ1/3

ほうれん草の葉（ゆでる）……3枚

ねぎ（細く切る）……適量

作り方

1 ボールに鶏ひき肉を入れ、aを加えてよく練り混ぜる。

2 ワンタンの皮1枚の中央に1の1/6量をのせる。皮を三角に折りたたみ、合わせ目を指でおさえて閉じる。同様にしてあと5つ作る。

3 なべに湯を沸かし、2をゆでる。浮いてきたら30秒ほどゆでて火を通し、ざるにあげる。

4 別のなべにbを入れて火にかけ、煮立ったら3のワンタンとほうれん草を加えてひと煮立ちさせる。

5 器に盛り、ねぎをのせる。

Point

低脂肪の鶏ひき肉を使って

- つるんとした口当たりのワンタンは、家族みんなに人気です。
- 具には豚ひき肉を使うのが定番ですが、低脂肪の鶏ひき肉にかえて作りました。

1人分　118kcal　脂質3.0g　塩分1.1g

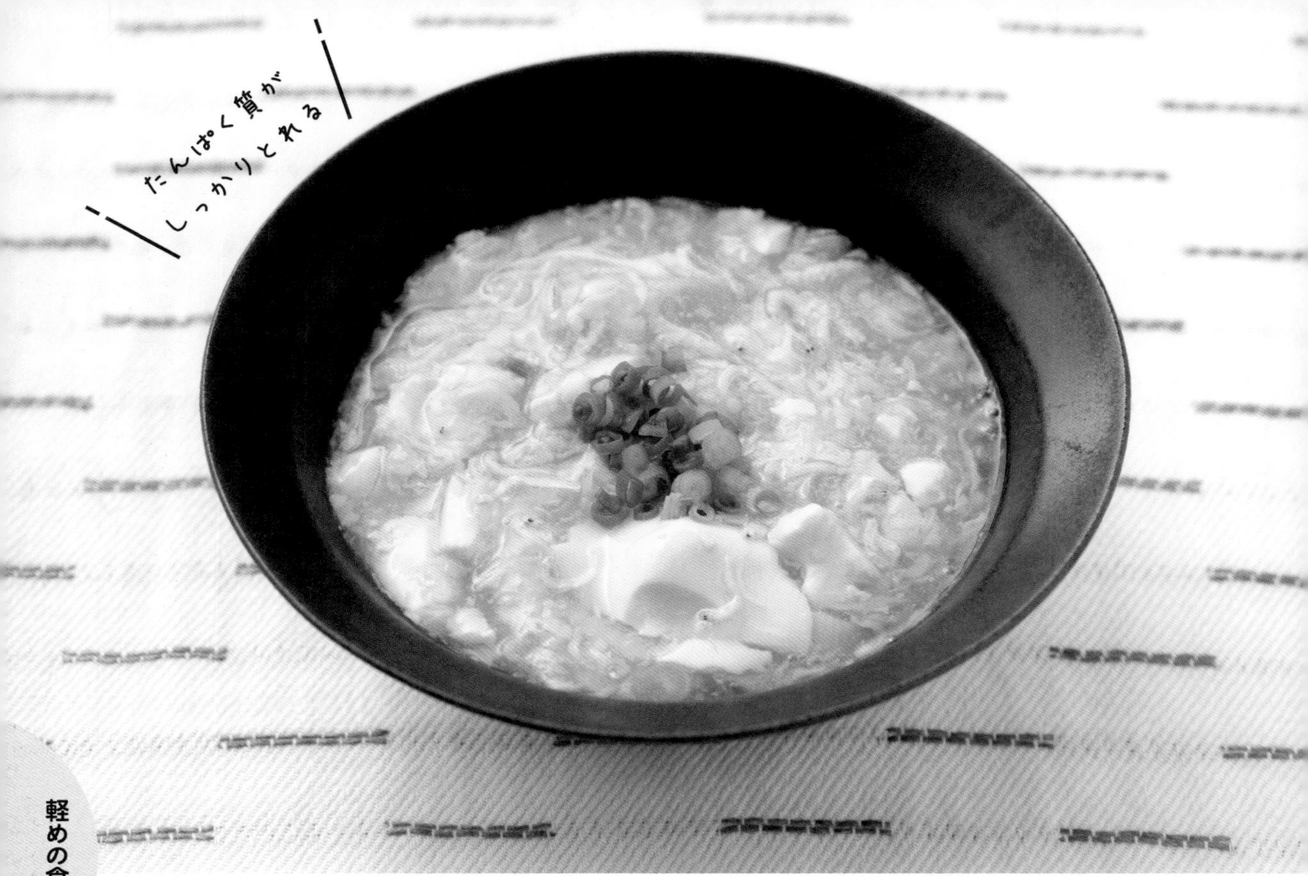

くずし豆腐としらす干しの卵とじ

豆腐と卵の消化がよい組み合わせに、しらす干しのうま味を加えます。

材料／1人分

材料	分量
絹ごし豆腐	100 g
しらす干し	大さじ1
卵	1個（55 g）
ねぎ	30 g
a だし	1/2カップ
a 酒・みりん	各大さじ1
a しょうゆ	大さじ1/2
小ねぎ（小口切り）	大さじ1

作り方

1 卵は割りほぐす。ねぎは斜めに薄く切る。
2 小なべにaを入れて火にかけ、煮立ったら豆腐をくずしながら加え、味がなじむまで煮る。
3 しらす干しとねぎを加えてさっと煮て、卵をまわし入れて大きく混ぜ、半熟状に火を通す。
4 器に盛り、小ねぎを散らす。

Point

ごはんにかけて丼にしてもOK

- 温かくやさしい味。かぜをひいたときや、もう1品ほしいときの副菜にも最適です。寒い日にも！
- しっかりだしをきかせるのがポイント。
- おかゆやごはんにかけて丼にするのもおすすめ。

1人分 221kcal 脂質8.4g 塩分1.9g

主菜 n-3系脂肪酸と n-6系脂肪酸のお話

たんぱく質源になる魚や肉の脂質についてまとめます。

体を作るたんぱく質源になる食材は、魚、肉、豆腐や大豆製品、乳製品、卵など。この中で、魚と肉は脂肪のとり方にくふうが必要です。

魚は栄養いっぱい

食卓に旬を感じさせてくれる魚。健康づくりに役立つ栄養も多く、私たちの食生活に欠かせない食材です。

魚におもに含まれる栄養素は、ビタミンD・E・B_{12}、カリウム、カルシウム、マグネシウム、ドコサヘキサエン酸（DHA）やエイコサペンタエン酸（EPA）などの多価不飽和脂肪酸です。

脂肪酸ってなに？

脂肪酸は脂肪の構成成分で、構造の違いから、いくつかの種類に分かれます。

その中で、健康に関係するとして特に注目されるのが「多価不飽和脂肪酸」です。多価不飽和脂肪酸はさらに、n-6系脂肪酸とn-3系脂肪酸に大きく分けることができます。n-6系脂肪酸はω《オメガ》-6系、n-3系脂肪酸はω-3系と表記することもあります。

n-3系脂肪酸に注目

n-3系脂肪酸は、血液中のLDL（いわゆる悪玉）コレステロールや中性脂肪を減らす働きがあります。IBDにおいては、炎症をおさえて症状を改善する働きが期待されます。アマニ油やえごま油、しそ油などに多く含まれますが、前出の、魚に多く含まれるDHAやEPAもn-3系脂肪酸の一種です。

●魚のn-3系脂肪酸の量（100gあたり）

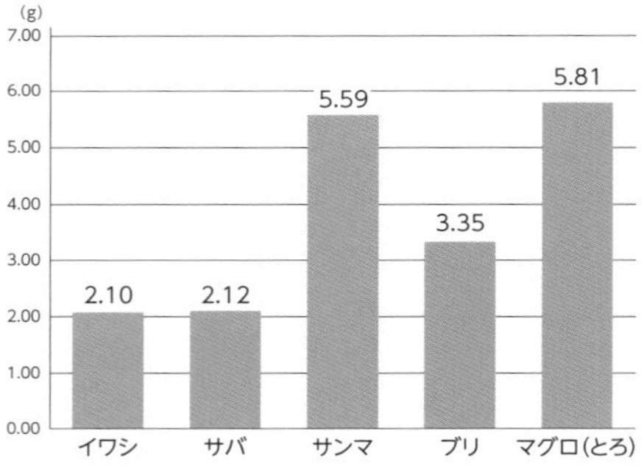

魚のビタミンやミネラルの働きについて

カルシウムの働きをサポートするビタミンD、細胞を酸化から守るビタミンE、貧血を防ぐビタミンB_{12}。さらに、骨や歯を作るカルシウム、その働きをサポートするビタミンDやマグネシウム、細胞の働きを維持するカリウムなど。成長期のみんながとりたい栄養素がいっぱいです。

n-6系脂肪酸について

n-3系と同じく、多価不飽和脂肪酸のn-6系脂肪にもコレステロールを減らす作用があります。

ただ、こちらはとりすぎるとHDL(いわゆる善玉)コレステロールも減ってしまいます。また、IBDの炎症を悪化させるおそれがあるので、とりすぎないようにしましょう。

牛肉や豚肉は個人差が大きい

n-6系脂肪酸を多く含むのは肉や種実類、大豆、植物油などです。低脂肪におさえるためにも、食べる量に気をつけたり、n-6系脂肪酸を多く含む食材を控えたりしたいものです。

しかし、肉はたいせつなたんぱく質源で、成長期には欠かせない食材です。そのため、低脂肪の鶏肉が安心ではありますが、そればかりに偏ると貧血気味になるなどほかの栄養素が不足することもあります(98ページQ1)、個人差も大きいので、少しずつお試しください。

●肉の部位別たんぱく質量と脂質量 (食材100gあたり)

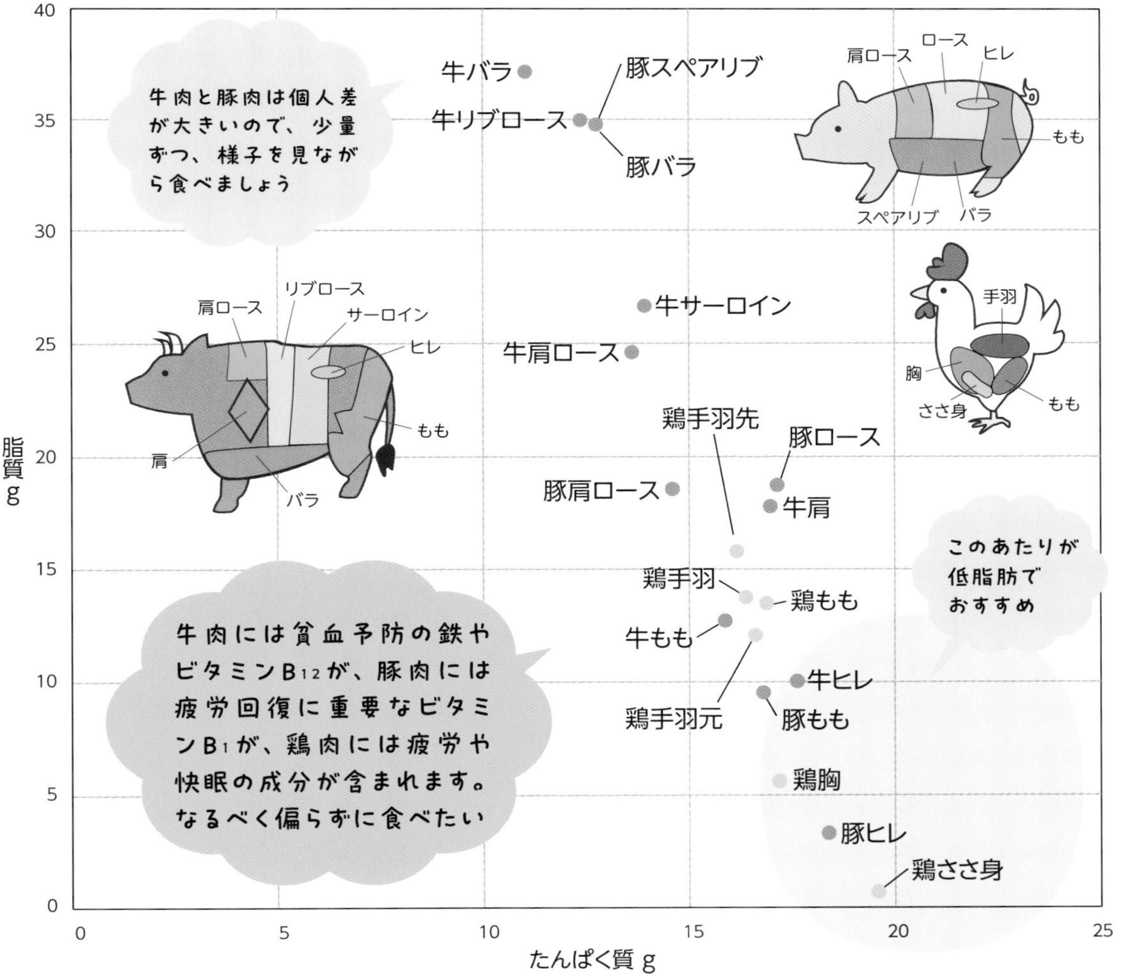

やっぱり お肉が好き！

だれもが好きな肉料理。脂質はおさえつつ「がっつり食べたい！」、「こっくりした味がいい！」にもこたえます。

ノンオイル酢鶏

鶏肉にかたくり粉をまぶしてつやよく焼きます。鶏肉から出る油で野菜も焼きます。

材料／2人分

鶏もも肉	160 g
酒・しょうゆ	各小さじ 1
かたくり粉	適量
玉ねぎ	100 g
パプリカ（赤・黄）	合わせて50 g
ピーマン	50 g
にんにく（みじん切り）	小さじ 1
しょうが（みじん切り）	小さじ 1
a しょうゆ・砂糖・酢	各大さじ 2
a トマトケチャップ・酒	各大さじ 1
a 水	1/2カップ
かたくり粉	小さじ 2
水	大さじ 2

作り方

1 鶏肉は皮を除いて一口大に切る。酒としょうゆをふりかけ、10分ほどおく。
2 玉ねぎ、パプリカ、ピーマンはそれぞれ鶏肉と同じくらいの大きさに切る。
3 鶏肉にかたくり粉をまぶしつける。フライパンを火にかけて鶏肉を入れ、フライ返しでおさえるようにして両面を焼き、中まで火を通す。
4 鶏肉をフライパンの端に寄せ、あいた所にしょうがとにんにくを入れて香りが立つまで焼く。2の野菜を入れて焼き、aを加えてさっと混ぜ、ふたをして煮る。
5 玉ねぎがしんなりとなったら、分量の水でといたかたくり粉を加え混ぜてとろみをつける。

Point

明るい彩りも元気のもと

- パプリカもピーマンも下ごしらえは切るだけで楽ちん。元気になりそうな彩りです。
- 甘ずっぱい味はごはんが進みます。
- 鶏肉の下味はしっかりつけることがポイント。野菜のかたさはお好みで。

鶏肉のカレークリーム煮

米粉と豆乳でまろやかなクリーム煮に。カレー粉をほんのりきかせます。

材料／2人分

鶏もも肉	1 枚（220 g）
塩	小さじ1/3
米粉※	大さじ 1
カレー粉	ひとつまみ
玉ねぎ（薄切り）	95 g
白ワイン	大さじ 1
a 水	1/2カップ
a 顆粒チキンブイヨン	小さじ 1
a カレー粉	ひとつまみ
豆乳（成分無調整）	1/2カップ
イタリアンパセリ（あれば）	適量

※小麦粉でもよい。

作り方

1 鶏肉は皮を除いて半分に切り、両面に塩をすり込む。米粉とカレー粉を混ぜ合わせ、鶏肉にまぶしつける。
2 フライパンを熱し、1の鶏肉を入れて両面をこんがりと焼く。鶏肉をフライパンの端に寄せ、あいた所に玉ねぎを入れて炒め、ワインをふり入れる。
3 玉ねぎがしんなりとなったらaを加え、ふたをして15分ほど煮る。途中で汁けが少なくなったら水適量（分量外）を足す。豆乳を加えて弱火にし、温める。
4 器に盛り、イタリアンパセリを飾る。

Point

香味豊かでごちそう気分

- ほんのり香るカレーの風味が、普段とはちょっと違うごちそう気分にさせてくれます。
- 豆乳を加えたら弱火にして、温めながら味をなじませるのがおいしさのコツです。

ノンオイル酢鶏

1人分　221kcal　脂質3.5g　塩分3.5g

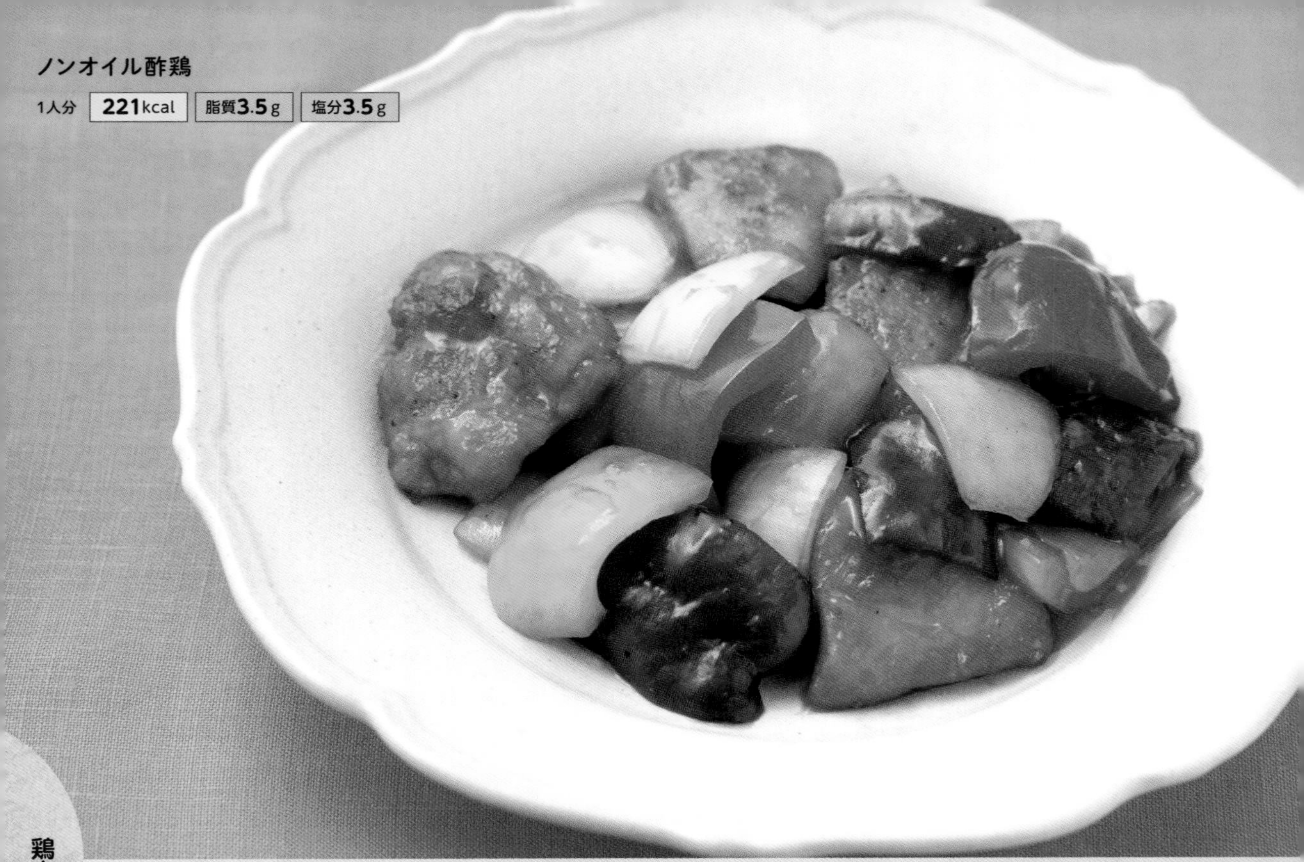

鶏肉のカレークリーム煮

1人分　188kcal　脂質5.8g　塩分1.7g

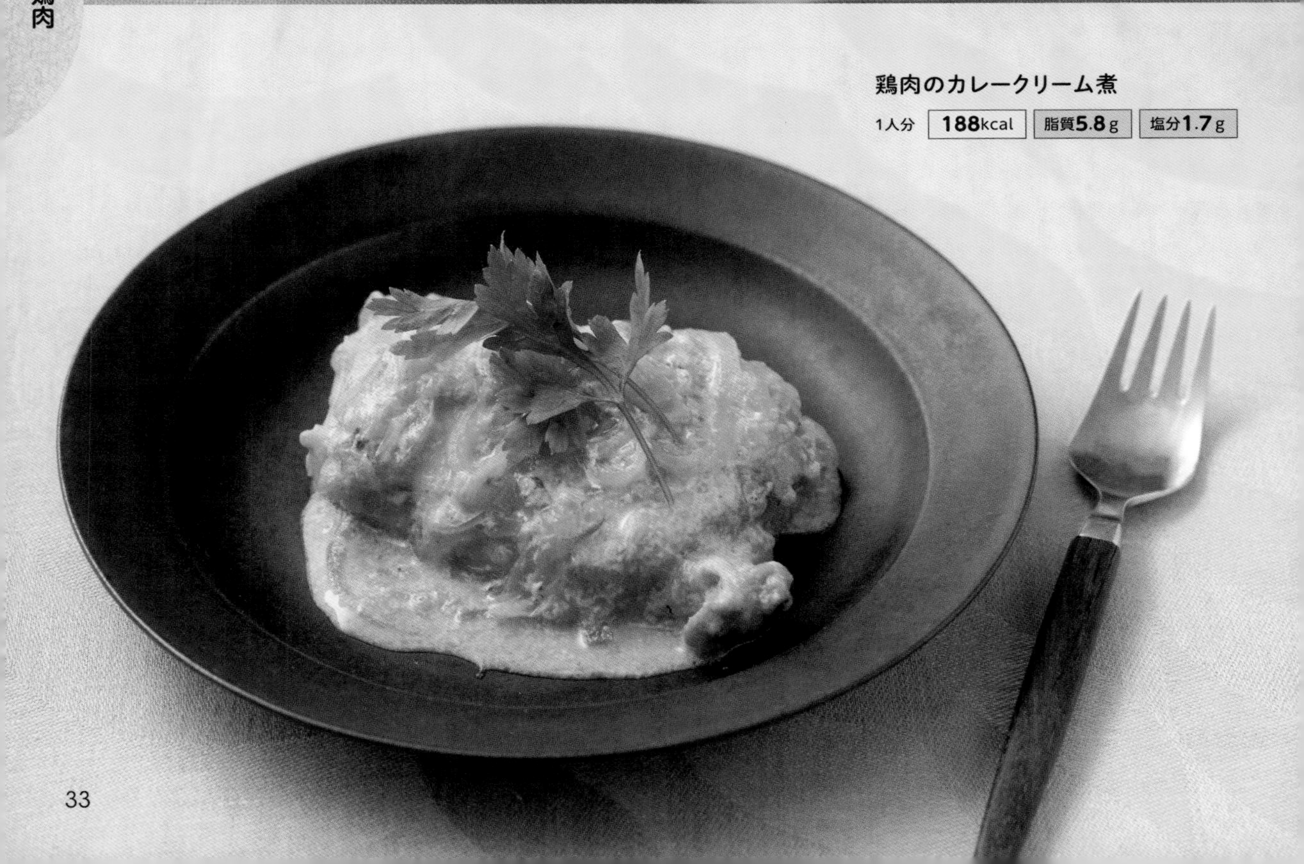

チキンチャップ

1人分 236kcal 脂質5.4g 塩分3.6g

鶏肉を豚赤身肉にかえてもおいしくできます。

材料／2人分

	鶏もも肉	大1枚（250g）
	塩	小さじ1/3
	こしょう	少量
	かたくり粉	大さじ2
玉ねぎ		65g
a	トマトケチャップ	大さじ2
a	中濃ソース・しょうゆ	各大さじ1
a	砂糖	大さじ1/2
レタス		50g

作り方

1 鶏肉は皮を除いて大きめの一口大に切り、塩とこしょうをふってかたくり粉を薄くまぶしつける。耐熱皿に並べる。

2 玉ねぎは薄切りにし、鶏肉に重ねる。

3 aを混ぜ合わせて2にかけ、さっと混ぜてまんべんなく行きわたらせる。

4 ラップをふんわりとかけ、電子レンジで3分加熱する。いったんとり出して鶏肉を裏返し、ラップをふんわりとかけ、さらに3分加熱する。ラップをはずさずにしばらくおき、余熱で火を通す。

5 器にレタスを敷き、4を盛る。

Point

さめてもおいしい。お弁当にも

- ジャンキーながっつり味も電子レンジで簡単に作れます。
- かたくり粉はつけすぎると、もたついた口当たりになるので、余分ははたいて落とします。
- さめてもやわらかいので、お弁当のおかずに、ハンバーガーなどの具に。

リクエストが多い、がっつり味！

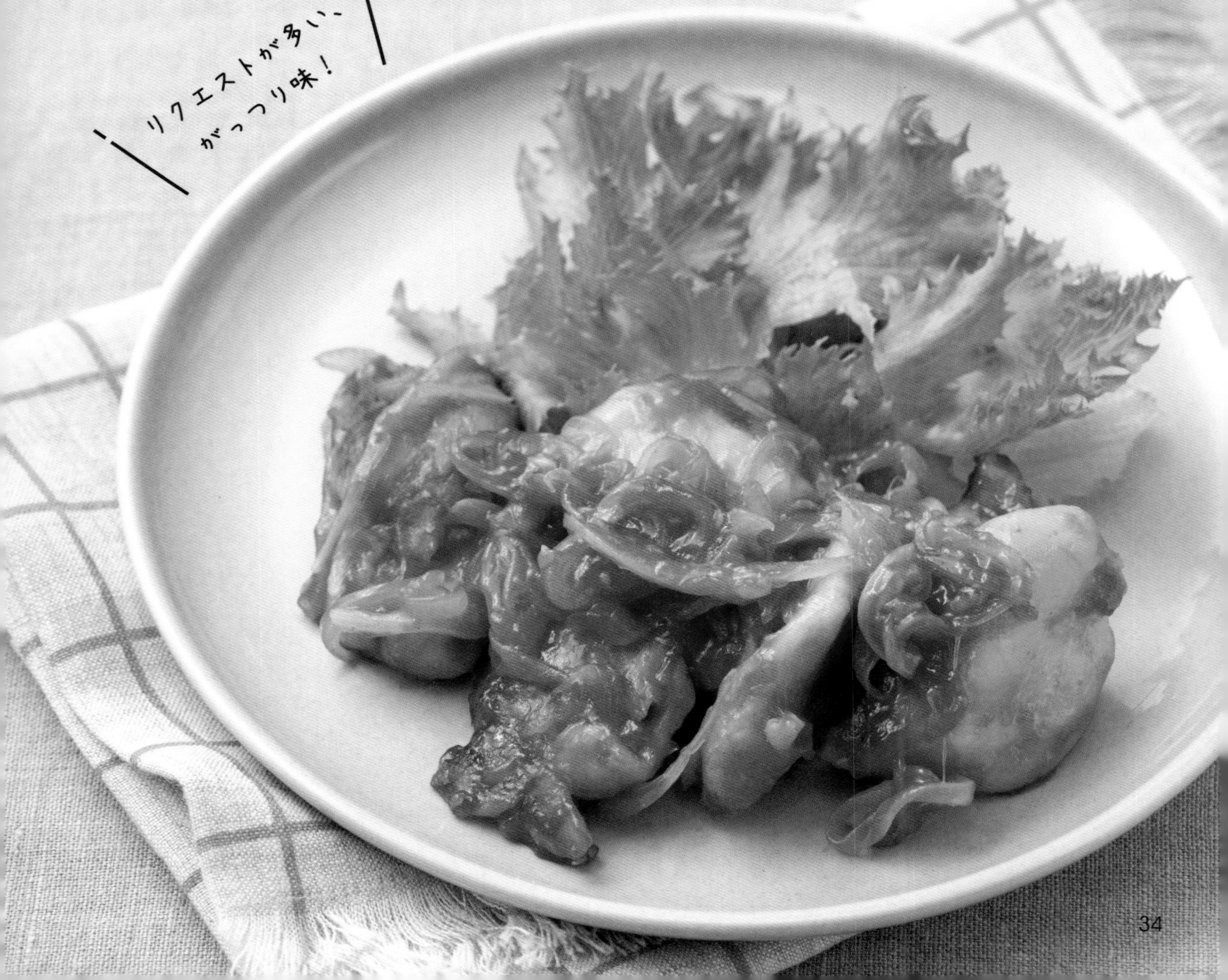

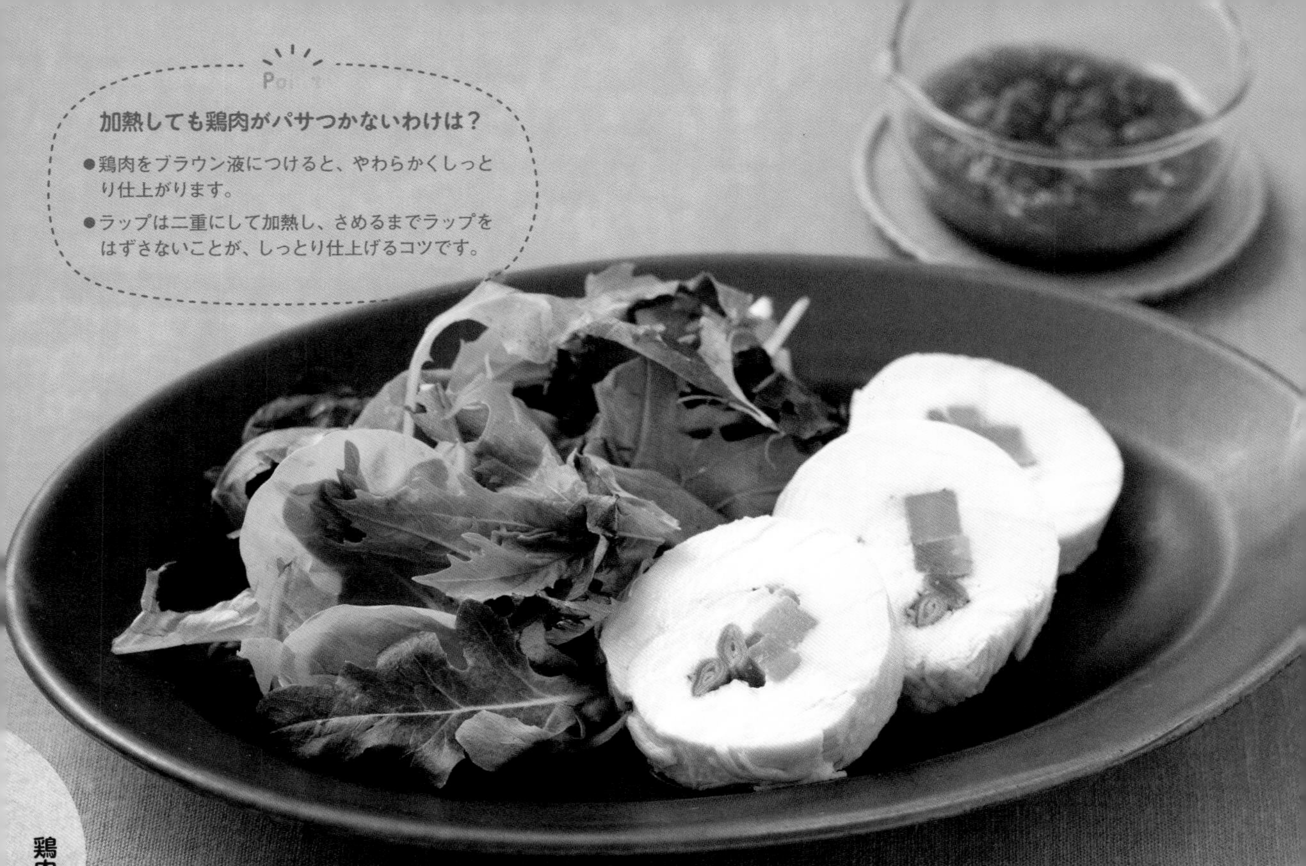

加熱しても鶏肉がパサつかないわけは？

- 鶏肉をブラウン液につけると、やわらかくしっとり仕上がります。
- ラップは二重にして加熱し、さめるまでラップをはずさないことが、しっとり仕上げるコツです。

鶏肉

チキンロール　ガーリックオニオンソース

コツをおさえれば、鶏肉を電子レンジで加熱してもしっとりやわらかです。

電子レンジで手軽に

材料／2～3人分

	鶏胸肉	300ｇ
	塩・こしょう	各少量
さやいんげん（筋を除く）		5本
にんじん		40ｇ
ソース	玉ねぎ（みじん切り）	50ｇ
	酒	大さじ2
	みりん・しょうゆ	大さじ1
	にんにく（すりおろす）	少量
	こしょう	少量
ベビーリーフ		40ｇ

・ソースは3日ほどもつので、まとめ作りをし、肉や魚のソテーなどに使っても。

作り方

1 ［下ごしらえ］鶏肉は皮を除き、ブラウン液（水1カップに砂糖・塩各10ｇを加えたもの）に1時間以上つける。

2 にんじんはさやいんげんと同じ太さの棒状に切り、あわせて塩少量（分量外）を加えた湯でさっとゆで、湯をきる。

3 鶏肉は汁けをきって皮を除き、厚みが均一になるように観音開きにする。塩とこしょうをふり、2を横にして置き、手前から巻く。ラップに包み、両端をひねって閉じる。もう一重ラップに包む。

4 耐熱皿に3を置き、電子レンジで5分、途中で上下を返しながら均一に加熱する。あら熱がとれるまでそのままおき、余熱で中まで火を通す。

5 ソースを作る。耐熱容器に玉ねぎと酒を入れ、ラップをかけて電子レンジで2分加熱する。そのほかの材料を加えて1分加熱し、さめるまでおく。

6 4のラップをはずし、1～1.5㎝厚さに切る。ベビーリーフとともに皿に盛り、ソースを添える。

1人分　228kcal　脂質2.5ｇ　塩分2.2ｇ

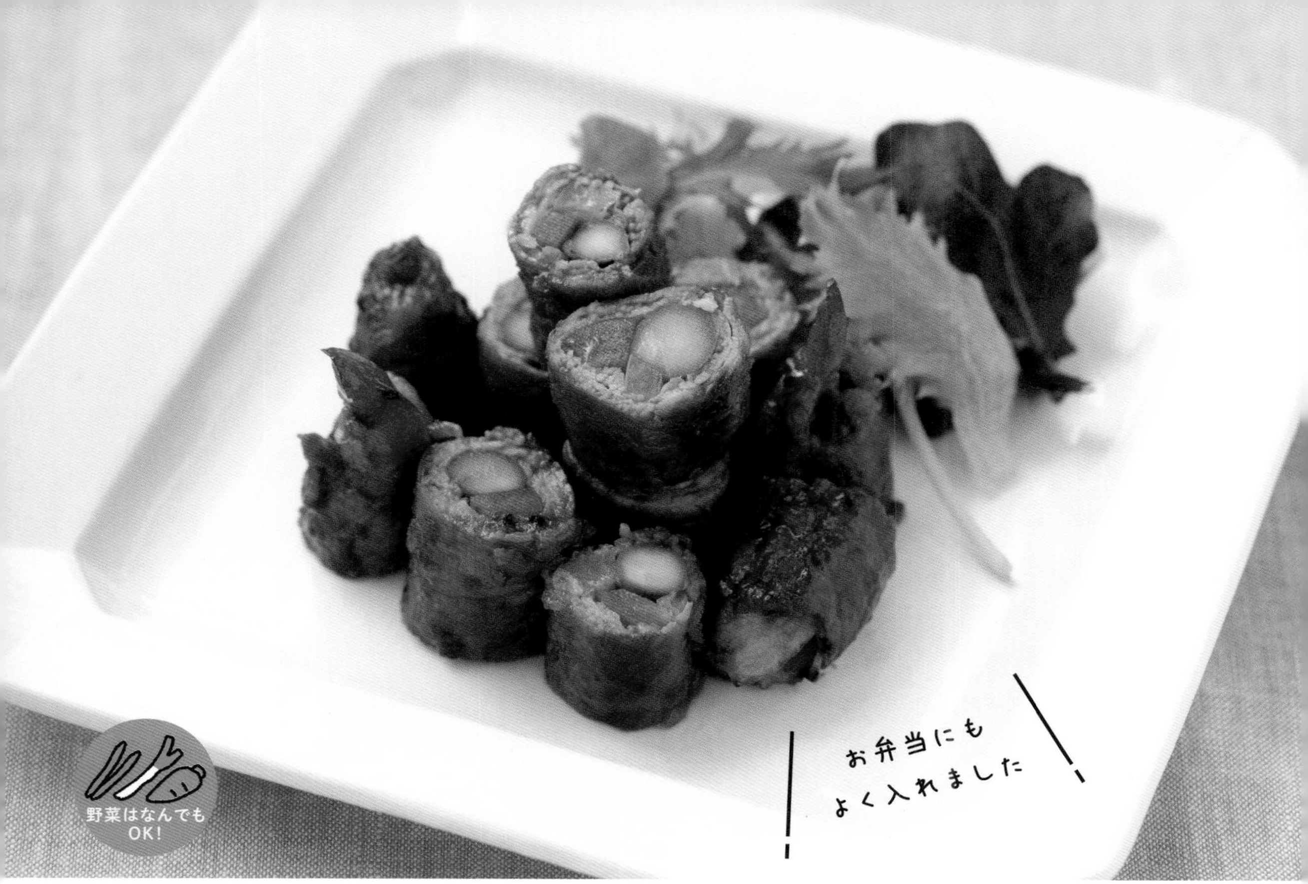
お弁当にも
よく入れました
野菜はなんでも
OK!

野菜の牛肉巻き　みそ風味

甘いみそ味が食欲をそそります。ころころとした形もかわいらしく、お弁当にも。

材料／2人分

牛もも薄切り肉……150g
グリーンアスパラガス……50g
パプリカ（赤・黄）合わせて50g
ねぎ……10cm
a しょうゆ・酒・砂糖……各大さじ1
a みそ……小さじ1
ベビーリーフ……20g

作り方

1 アスパラははかまを除き、牛肉の幅に合わせて長さを切る。
2 パプリカはアスパラと同様の棒状に切る。ねぎはせん切りにする。
3 牛肉を4つに分けて広げ、1と2の1/4量ずつを横に並べて置き、端からくるくると巻く（4本作る）。
4 熱したフライパンに巻き終わりを下にして並べ、焼いてかため、さらにころがしながら焼き、中まで火を通す。aを加え、ころがしながら味をからめる。
5 一口大の輪切りにして器に盛り、ベビーリーフを添える。

Point

みそ味がどの野菜にも合う

- 肉も野菜もとれて栄養的にもバランスがよく、おすすめです。
- 肉で野菜を巻き、巻き終わりから焼き始めると、肉がはずれないできれいに焼き上がります。
- 冷蔵庫にある野菜をなんでも巻いてOK。にんじんだけ、ねぎだけというのもおいしい（ねぎは中心がぴゅっと飛び出すので、短く切ってください）。

1人分
180kcal　脂質7.2g　塩分1.8g

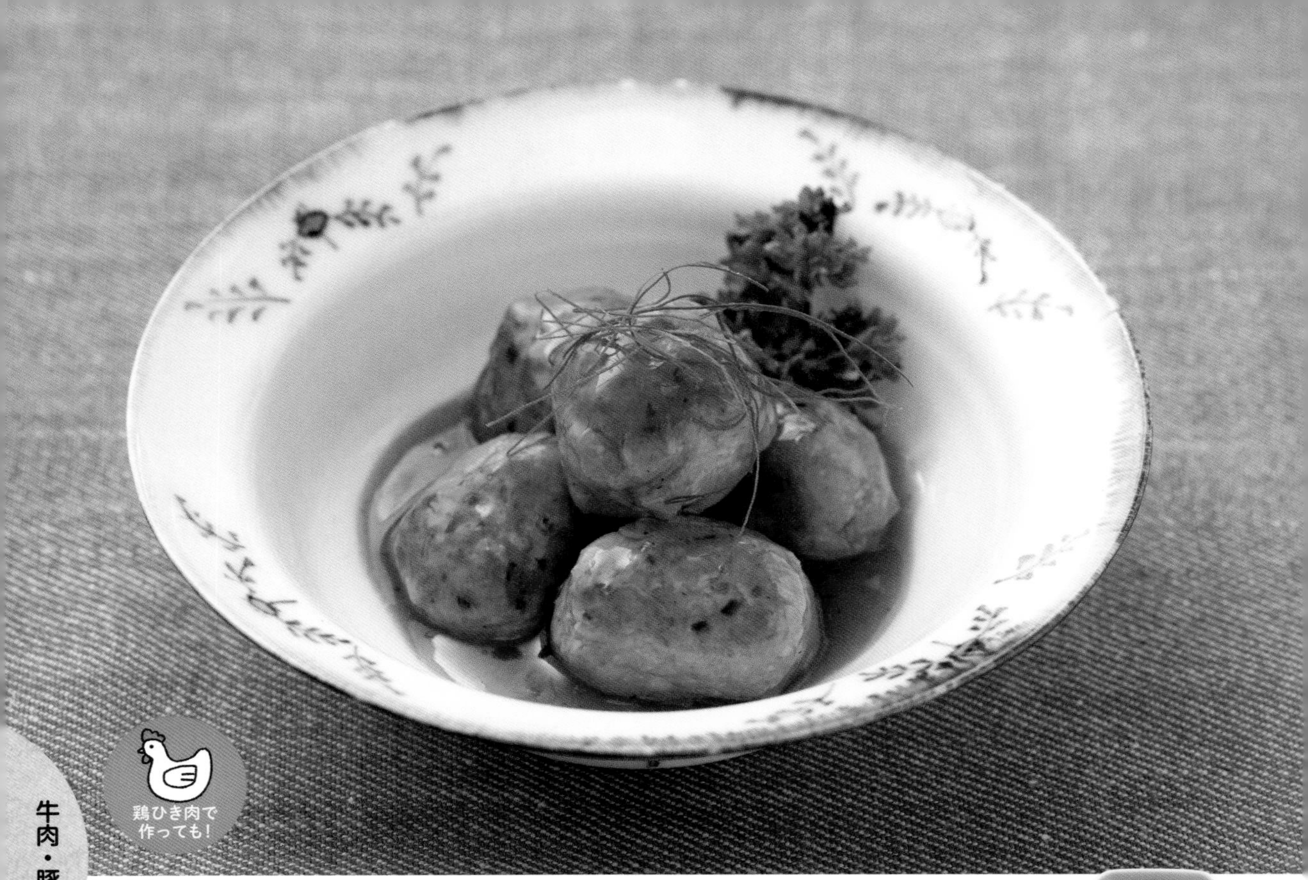

豆腐入り肉団子の甘酢あんからめ

豆腐入りでやわらかく、
脂質をおさえながらも食べごたえは充分の肉団子です。

材料／2人分

豆腐入り肉団子		10個
a	水	1/2カップ
a	しょうゆ・酢	各大さじ2
a	砂糖	大さじ3
	かたくり粉	小さじ2
	水	大さじ1
パセリ・糸とうがらし※		各適量

※糸とうがらしは辛みがないが、省いてもよい。

作り方

1 フライパンにaを入れて火にかけ、煮立ったら分量の水でといたかたくり粉を入れてとろみをつけ、肉団子を加えてからめる。

2 器に盛り、パセリを添えて糸とうがらしを飾る。

Point

つやつやの甘酢だれがカギ

- とろりとした甘酢だれが肉団子にからまってつやつや。つい箸が進みます。
- 豆腐入り肉団子はしょうがの風味をきかせて。豆腐のにおいを隠し、“肉感”が増します。

1人分
271kcal ｜ 脂質**6.0**g ｜ 塩分**3.6**g

豆腐入り肉団子の作り方

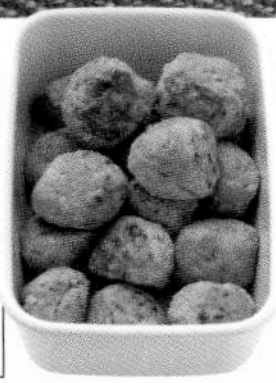

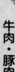

冷蔵で**2**日
冷凍で**2**週間※
※密閉できる保存袋に入れる

1個分 **34**kcal ｜ 脂質**1.2**g ｜ 塩分**0.2**g

材料／16個分

もめん豆腐		200g
豚赤身ひき肉		250g
ねぎ		1/2本（50g）
a	卵	1/2個（27g）
a	かたくり粉	大さじ1と1/2
a	しょうが汁	小さじ2
a	塩	小さじ1/2
a	こしょう	少量
酒		大さじ2

作り方

1 豆腐は電子レンジで3分加熱し、ざるにあげて水けをきる。ねぎはみじん切りにする。

2 ボールに豆腐をくずし入れ、ひき肉、ねぎ、aを加えてよく混ぜる。16等分にして丸める。

3 フライパンを熱し、2を入れて表面を焼きつける。酒をふり入れ、ふたをして火が通るまで蒸し焼きにする。

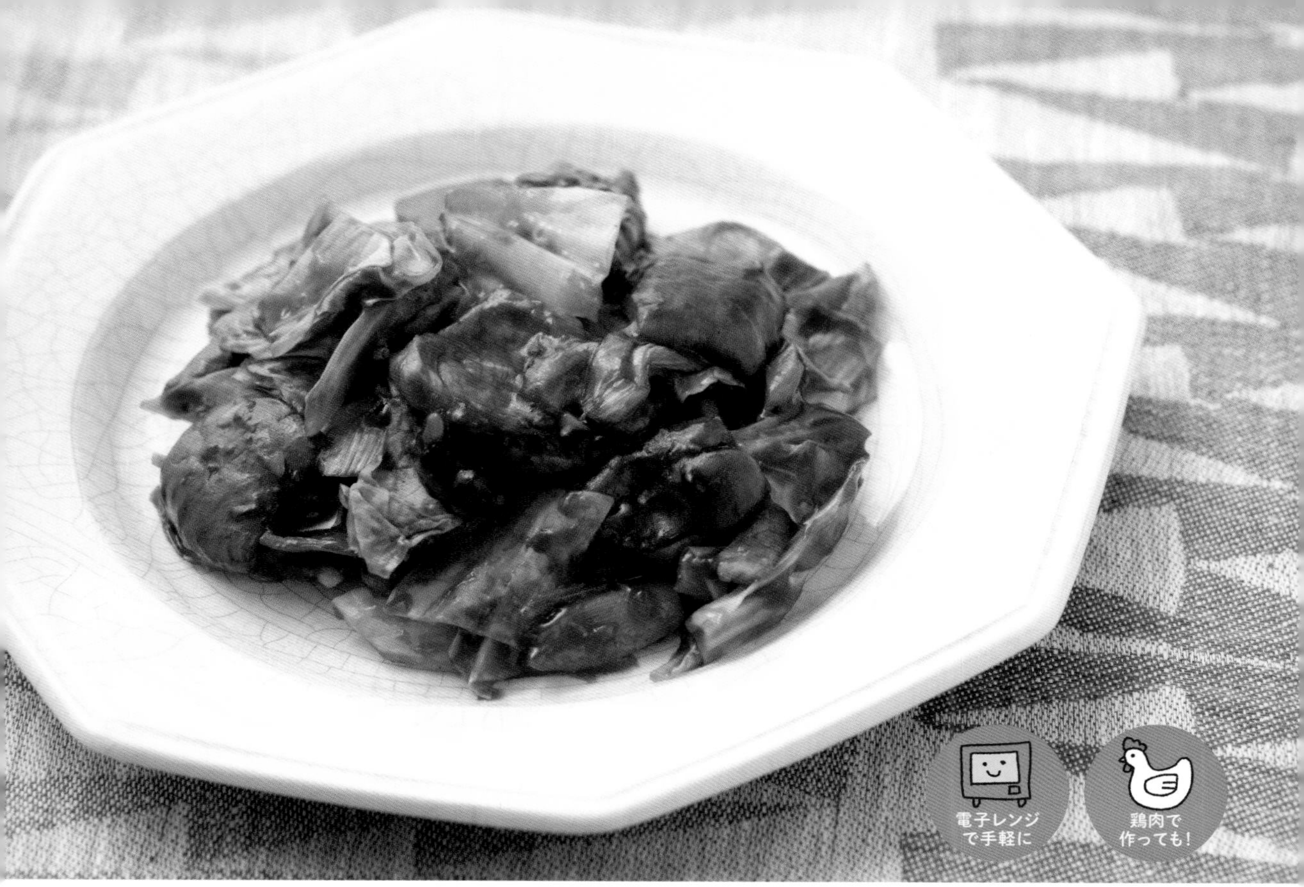

電子レンジでホイコーロー

肉と野菜にかたくり粉をまぶすと照りよく仕上がり、調味料もよくからまります。

材料／2人分

- 豚ヒレ肉……100 g
- 塩・こしょう……各少量
- キャベツ……3枚（270 g）
- ピーマン……1個（25 g）
- ねぎ……1/3本（35 g）
- 塩・こしょう……各少量
- かたくり粉……小さじ2
- a
  - 甜麺醤《てんめんじゃん》・水……各大さじ1
  - 砂糖……大さじ1/2
  - しょうゆ……小さじ1/2
  - 顆粒鶏がらだし……小さじ1/3
  - 豆板醤《とうばんじゃん》……少量

1人分

145kcal　脂質2.6g　塩分2.1g

作り方

1 豚肉は5㎜厚さに切り、塩とこしょうをふる。aは混ぜ合わせる。

2 キャベツはざくざくと切り、ピーマンはへたと種を除いて一口大に切る。ねぎは斜め薄切りにする。

3 ポリ袋に2を入れて塩とこしょうをふり、半量のかたくり粉を加える。袋の口を閉じて振り、全体にかたくり粉をまぶす。

4 豚肉に残りのかたくり粉をまぶして余分な粉ははたいて落とす。aを少量加えてからめる。

5 耐熱ボールに野菜と豚肉を交互に重ね、残りのaをまわしかける。ラップをふんわりとかけ、電子レンジで5分加熱する。そのまま2分ほどおいて火を通し、ラップをはずしてよく混ぜる。

Point

ノンオイルで作る中国風の料理

- ホイコーローといえば油をたくさん使ったこってり料理のイメージですが、こちらはノンオイルで作ります。
- 火は使わず、電子レンジで手軽に調理します。
- 豚肉を鶏肉にかえるのもOK。豆板醤は体調を見て量を加減してください。

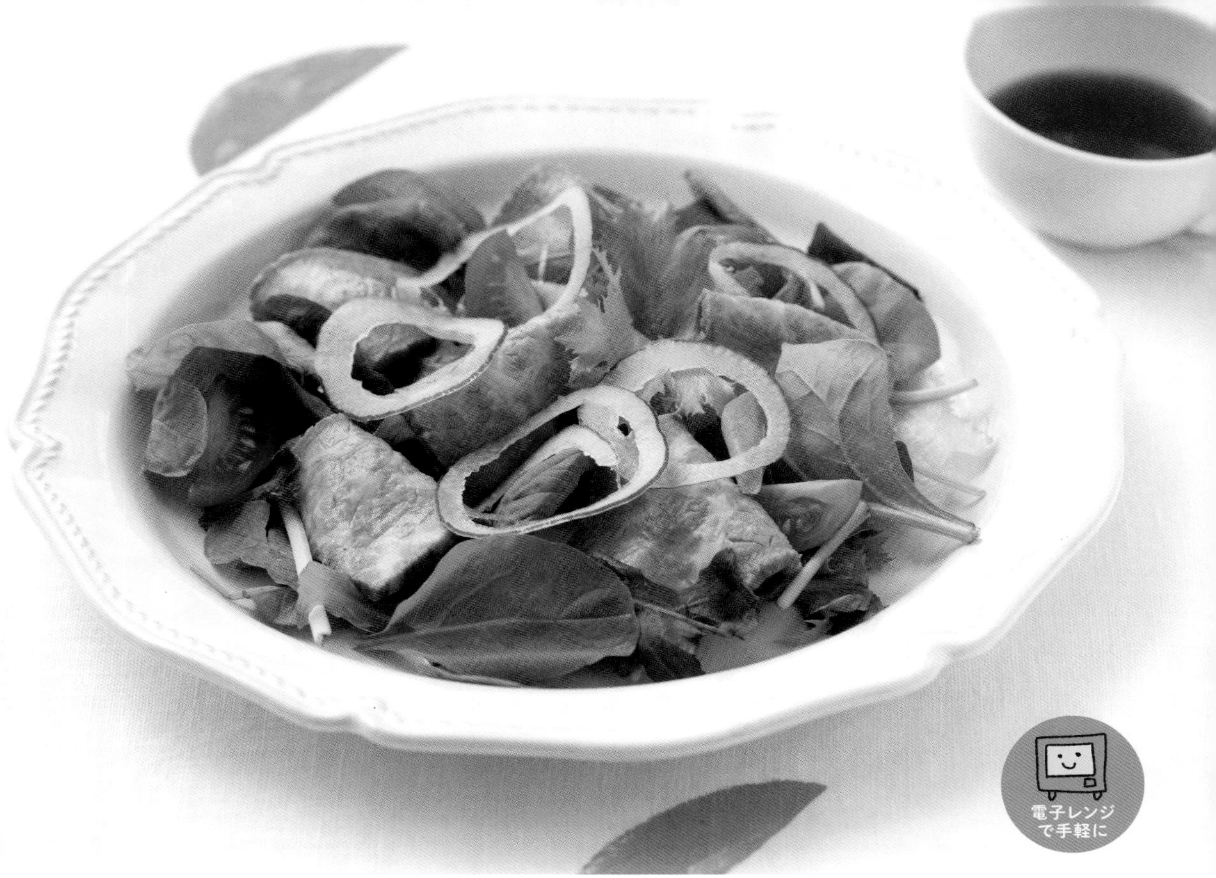

電子レンジで手軽に

電子レンジで塩麹ローストビーフ

電子レンジの特性をうまく使うと、牛肉の中心はミディアムに仕上がります。

材料／4～5人分

牛ももかたまり肉……400g
塩麹《こうじ》……大さじ1
にんにく（すりおろす）……1かけ分
a 酒……大さじ5
a しょうゆ……大さじ3
a みりん……大さじ2

●盛りつけ（1人分）
ベビーリーフ＋レタス……30g
ミニトマト（縦四つ割）……1個
紫玉ねぎ（薄い輪切り）……少量

1人分
238kcal　脂質9.2g　塩分2.4g

作り方

1 牛肉は室温に1時間ほどおく。塩麹とにんにくを混ぜ合わせて牛肉にすり込み、30分おく。
2 耐熱ボールに入れ、aを混ぜ合わせてまわしかける。キッチンペーパーを重ねてaをスプーンですくってかけ、ふんわりとラップをかけて電子レンジで3分加熱する。
3 牛肉の上下を返し、さらに3分加熱する。そのままさめるまでおく。
4 牛肉をとり出して薄切りにし（汁は捨てない）、ベビーリーフとレタスを敷いた皿に盛る。ミニトマトと紫玉ねぎを彩りよく盛り合わせる。
5 4で残った汁を別の器に盛って添え、かけて食べる。

Point

麹の働きを利用して

- 牛かたまり肉は1時間前に冷蔵庫から出し、中まで常温にもどします。
- 肉に塩麹をすり込んだら30分以上おくのがポイント。麹の働きで肉がやわらかくなり、うま味も引き出されます。
- 作り方3で、肉のあら熱がとれたら保存容器に入れ、できれば一晩おくと、味が中までしみ込みます。

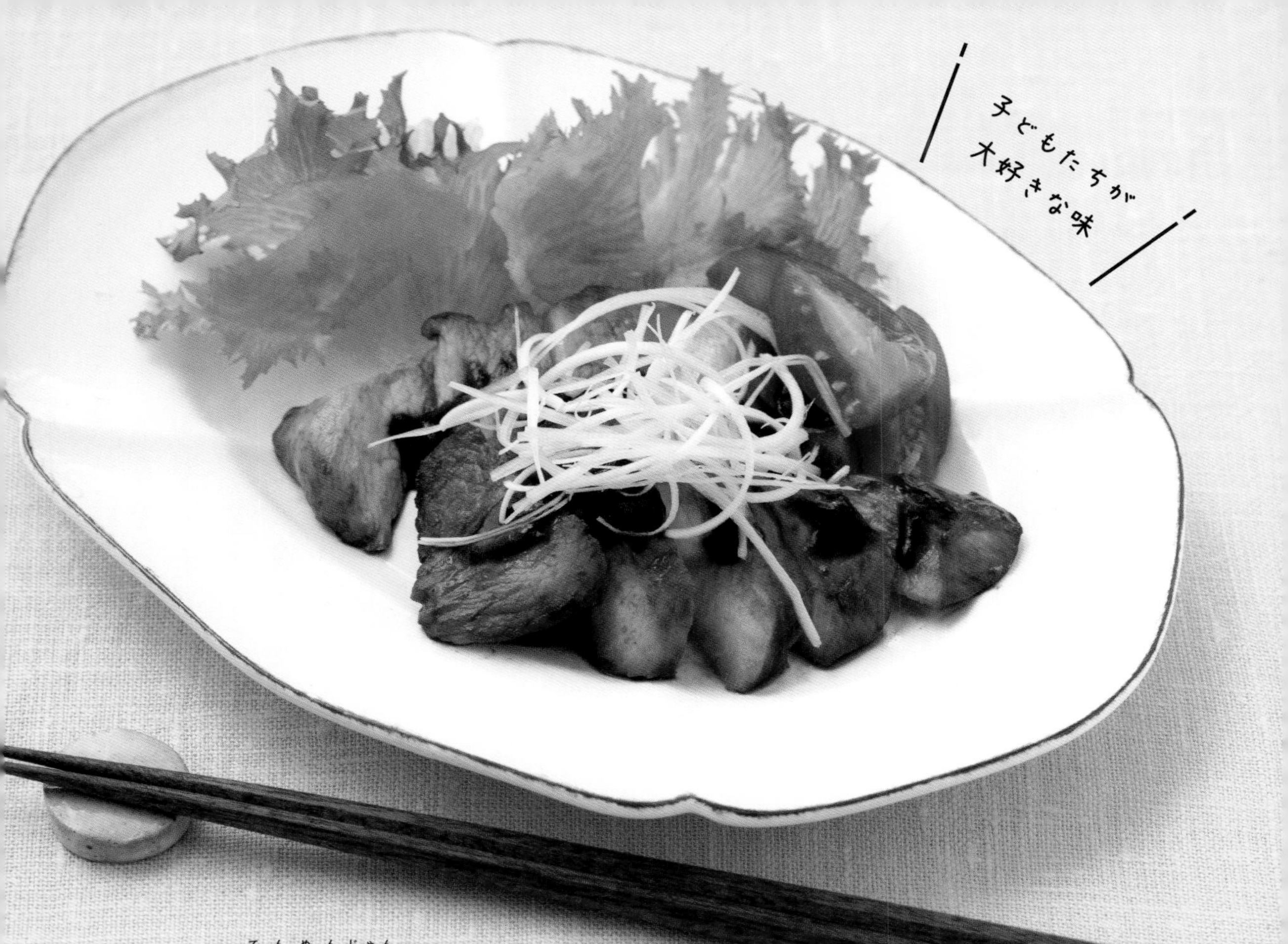

鶏肉の甜麺醤《てんめんじゃん》焼き

家族に喜ばれる定番の中国風料理をノンオイルで作ります。

材料／２人分

鶏胸肉		180 g
a	しょうゆ	大さじ１と1/2
	みりん・酒	各小さじ２
b	甜麺醤	小さじ２
	砂糖	小さじ１
レタス		１枚（40 g）
トマト		1/2個（95 g）
ねぎ		1/2本（50 g）

1人分

168kcal　脂質2.0 g　塩分2.6 g

作り方

1 鶏肉は皮を除き、大きめのそぎ切りにする。a を混ぜ合わせて鶏肉にからめ、15分ほどおいて下味をつける。b は混ぜ合わせる。

2 フライパンを熱し、鶏肉を入れ、焼き色がつくまで焼く。裏返して焼き、火が通ったらとり出す。

3 1の肉のつけ汁に b を加えて混ぜ、2 のフライパンに入れてさっと火を通す。

4 レタスは大きめにちぎり、トマトは縦に６つに切る。ねぎは４～5cm長さに切り、縦に細く切る。

5 器にレタスを敷き、鶏肉を食べやすく切って盛る。3のたれをかけてねぎをのせ、トマトを添える。

Point

うま味が濃いたれをかけて

- 甜麺醤は中国の甘いみそ。子どもにも好まれる味わいです。
- 甜麺醤焼きとねぎをレタスで包んで食べても！

煮込みハンバーグ

1人分 273kcal 脂質9.5g 塩分2.5g

トマトの酸味がうま味に変わります。しっとりと食べやすくなるのも煮込みの利点。

材料／2人分

a	鶏ひき肉・豚赤身ひき肉	各80g
a	玉ねぎ	100g
a	パン粉	1/3カップ
a	牛乳	大さじ2
a	卵	1個（55g）
a	塩	小さじ1/2
a	ナツメグ・こしょう	各少量
	しめじ類	1/3パック（30g）
	玉ねぎ	1/3個（60g）
	赤ワイン	大さじ2
b	トマト水煮缶詰め	150g
b	トマトケチャップ	大さじ1
b	中濃ソース	大さじ1
b	マスタード	小さじ1
b	水	1/4カップ

作り方

1 aの玉ねぎはみじん切りにして耐熱ボールに入れ、ラップをかけて電子レンジで3分加熱し、さめるまでおく。パン粉は牛乳に浸してふやかす。

2 ボールにaの全材料を入れ、粘りけが出るまでよく混ぜる。4等分にし、空気を抜きながら長円に形を整える。

3 しめじは石づきを除いてほぐす。玉ねぎは薄切りにする。

4 フライパンを熱し、2を入れてよい焼き色がつくまで焼き、裏返して同様に焼いて火を通す。

5 ハンバーグをフライパンの端に寄せ、肉から出た脂で3をさっといため、赤ワインをふり入れてアルコールをとばす。

6 bを加えて混ぜ、ハンバーグを真ん中に戻してふたをし、中火～弱火で煮汁が半量になるまで煮る。

Point

具だくさんソースで食べごたえアップ

- あっさりとした鶏肉と、うま味のある豚赤身肉のひき肉を1対1で使います。どちらも、牛ひき肉よりも脂肪が少ない利点があります。
- 鶏肉は、もも肉よりも胸肉のほうが低脂肪です。

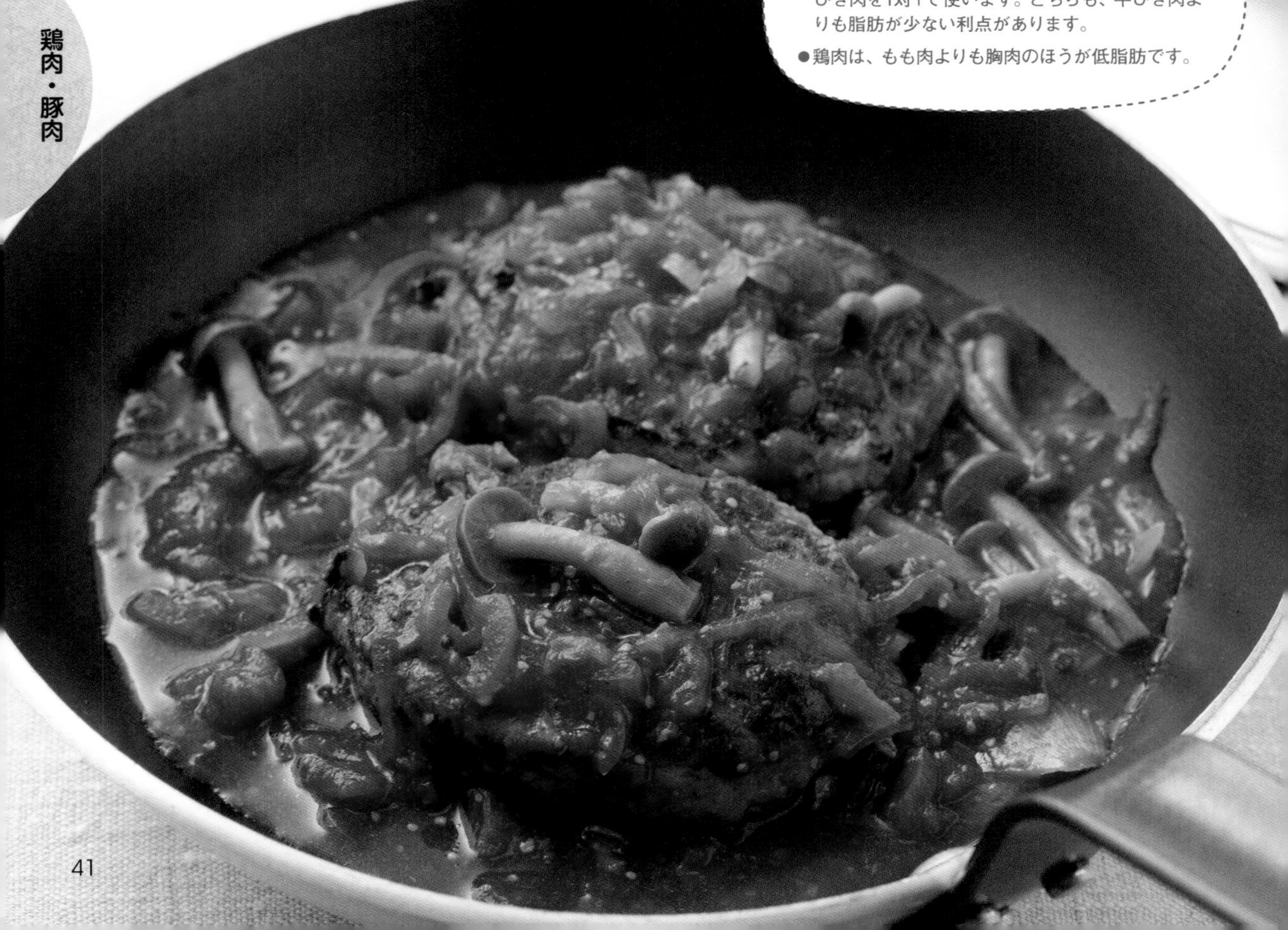

子どもが喜ぶ魚介料理

子どもは魚介料理が大好きです。新鮮なものを味がよいうちにぜひ。魚は下ごしらえで塩をふり、浮いた水けをふきとることがおいしさの秘訣《ひけつ》です。

サケのチーズホイル焼き

サケにマヨネーズとチーズのこくをプラス。アルミ箔《はく》を開くと湯げが立ち、食欲をそそります。

材料／2人分

生ザケ……2切れ（140g）
酒・塩……各少量
a 低脂肪マヨネーズ（16ページ）……小さじ2
a しょうゆ……小さじ2/3
低脂肪チーズ（15ページ）……16g
パプリカ（赤・黄）……合わせて10g

作り方

1 サケは酒と塩をふって15分ほどおき、キッチンペーパーで水けをふきとる。
2 パプリカは薄い輪切りにする。
3 アルミ箔を広げて1のサケ1切れを置き、aを混ぜ合わせて半量をのせる。チーズの半量をのせ、パプリカを半量ずつ彩りよく並べる。アルミ箔を包み、きっちりと口を閉じる。もう1つも同様に作る。
4 フライパンに3を並べ入れ、水少量を注ぎ入れる。中火にかけ、ふたをして約6分蒸し焼きにする。

Point

少量の塩で味がぐっとよくなる

- 魚はほんの少し塩をふると、余分な水分が浮き出るとともに、油やにおいも出てきます。それをふきとると、ぐっとおいしくなります。
- エネルギーカットのマヨネーズと脂質を1/3に減らしたチーズを組み合わせ、脂質をおさえて満足感のある料理に。

サワラのカレーピカタ

ピカタは肉にも野菜にも魚にも合う便利な調理法。卵の衣で栄養価も高まります。

材料／2人分

サワラ……2切れ（160g）
塩・こしょう……各少量
a 小麦粉……大さじ1
a カレー粉……ひとつまみ
卵……1個（55g）
粉チーズ……小さじ1
ベビーリーフ・ミニトマト……各20g

作り方

1 サワラは1切れを3つずつのそぎ切りにする。塩とこしょうをふって5分ほどおき、キッチンペーパーで水けをふきとり、aを混ぜ合わせてまぶしつける。
2 ボールに卵を割りほぐし、粉チーズを加え混ぜる（卵液）。
3 フライパンを熱し、サワラを卵液にくぐらせて並べ、中火で両面を焼く。再び卵液にくぐらせて両面を焼く。卵液がなくなるまでこれをくり返す。
4 ベビーリーフを盛った皿に盛り合わせ、ミニトマトを縦半分に切って添える。

Point

卵の衣をからめしっとりとやわらかに

- ふわっと香るカレーの香りと、粉チーズを加えたこくのある卵衣をまとったサワラに、つい手が伸びます。
- 火加減は中火で。焼き始めたら、卵が焦げないようにこまめに返し、卵液がなくなるまでつけては焼く、をくり返します。

サケのチーズホイル焼き

1人分　126kcal　脂質5.1 g　塩分1.1 g

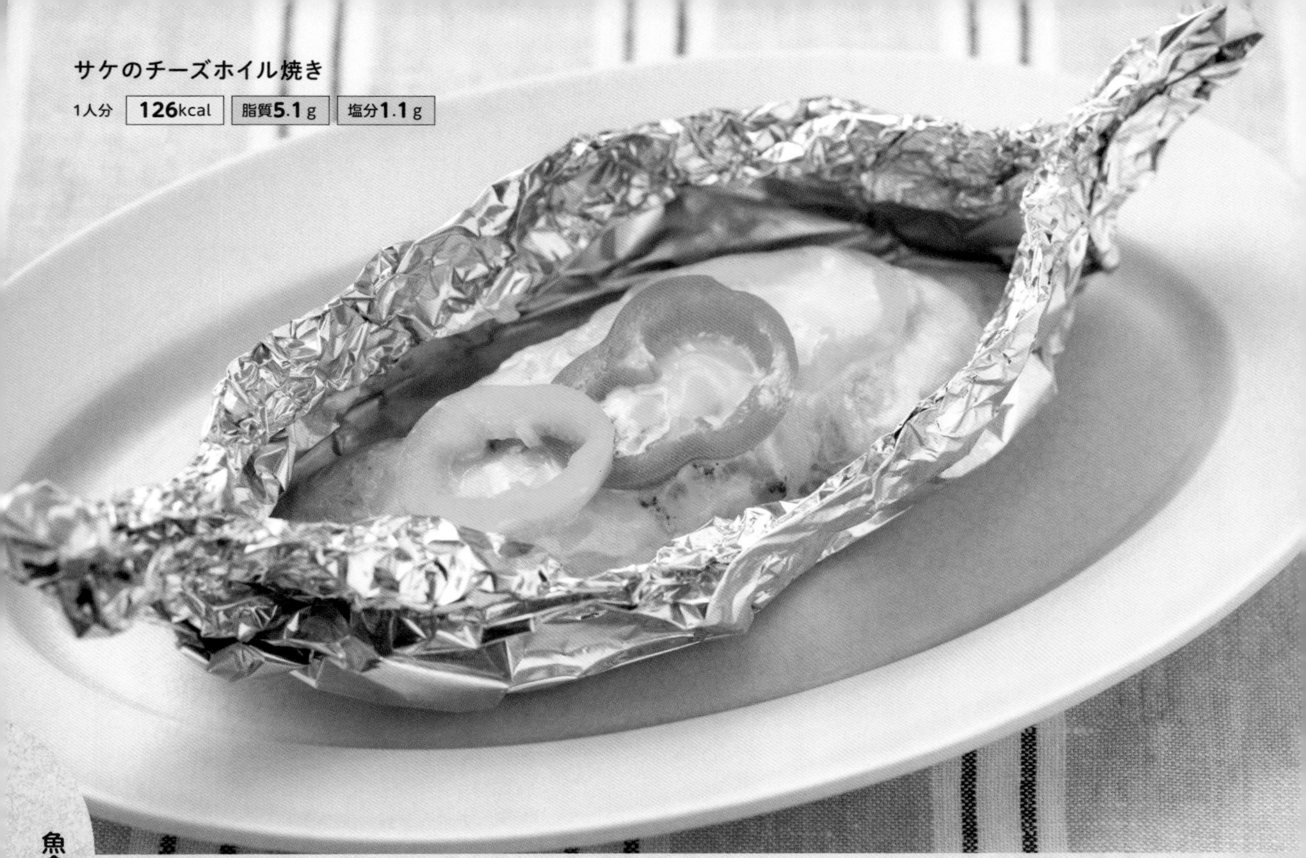

魚介

サワラのカレーピカタ

1人分　198kcal　脂質9.7 g　塩分0.8 g

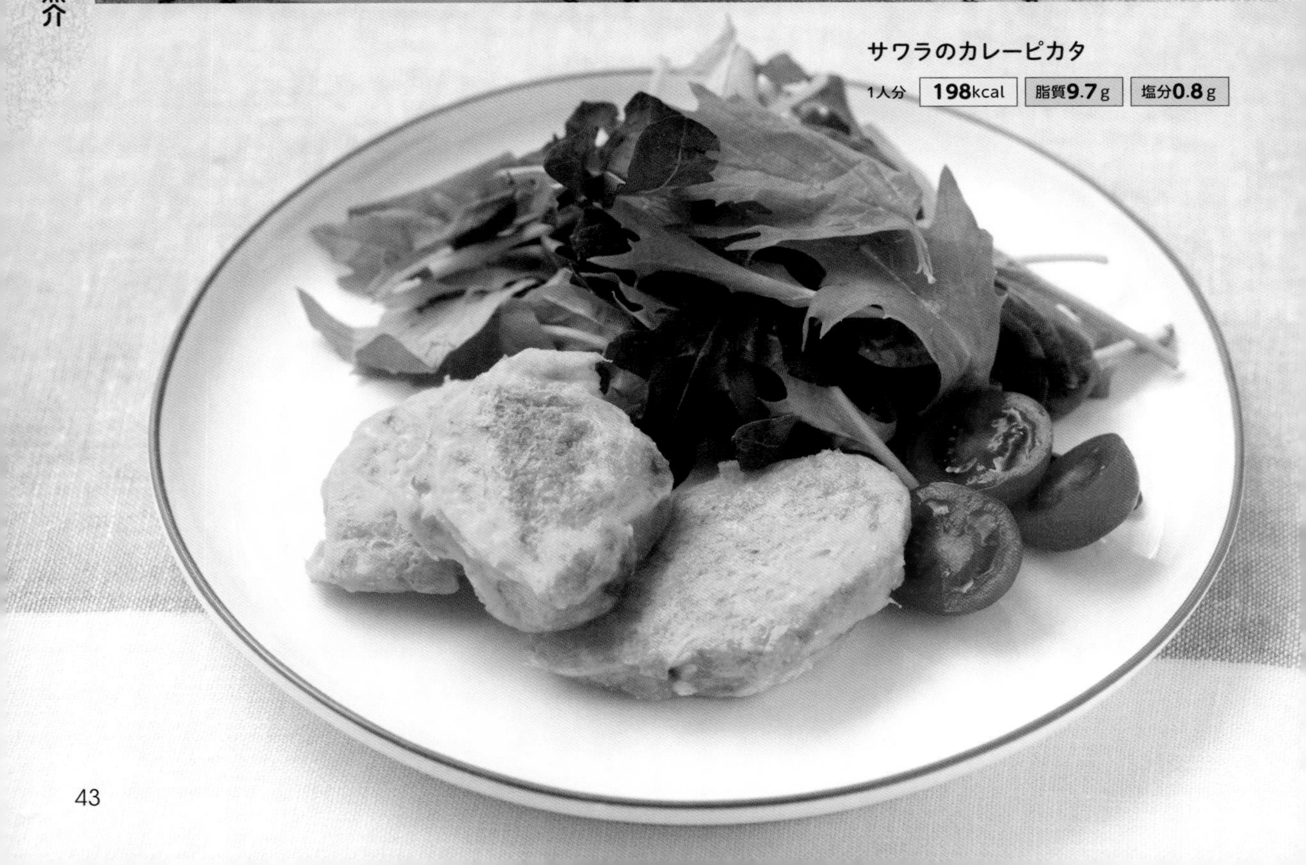

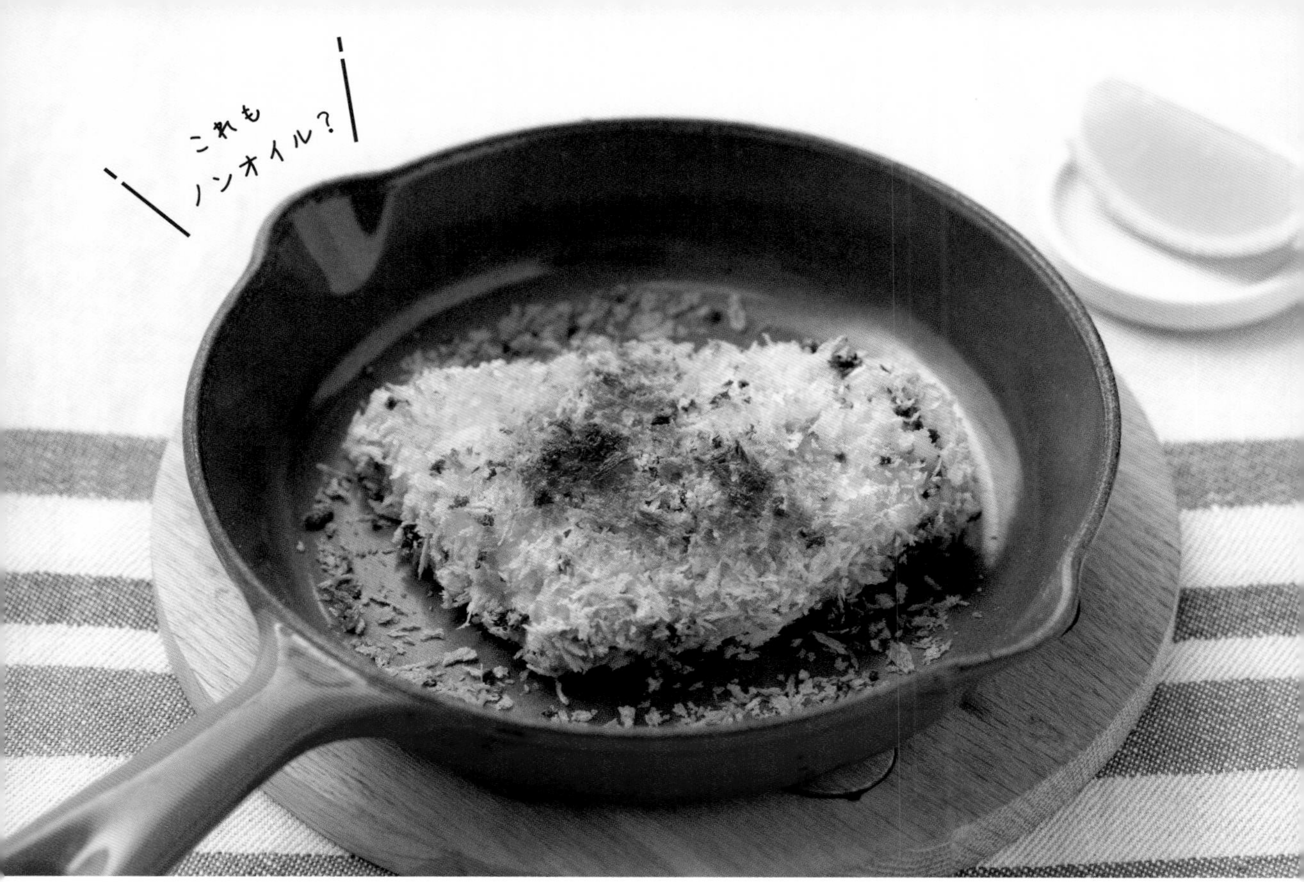

カジキの香味パン粉焼き

さくさく、かりかりの衣が香ばしい、フライ感覚の料理です。

材料／2人分

- カジキ……2切れ（200ｇ）
- 塩・こしょう……各少量
- 卵（割りほぐす）……1/2個分
- パン粉……1/2カップ
- a
  - パセリ（みじん切り）……大さじ2
  - にんにく（みじん切り）……小さじ1
  - 粉チーズ……小さじ1
  - 塩・こしょう……各少量
- レモン（くし形切り）……2切れ

作り方

1 フライパンにパン粉を入れて火にかけ、中火でかりっとなるまでから炒りする。あら熱がとれたらaを加え混ぜる。

2 カジキは塩とこしょうをふり、5分ほどおいて水けをふきとる。とき卵をからめ、1のパン粉をおさえるようにしてしっかりまぶしつける。

3 耐熱の器（またはオーブントースターの天板）にのせ、残っているパン粉をふりかけて10分ほど焼いて火を通す（焦げるようならアルミ箔《はく》をかぶせて焼く）。レモンを搾って食べる。

Point

じっくり焼いて かりかりに

- パセリやにんにく、粉チーズを加えた香味豊かなパン粉のかりかり感が、この料理のおいしいところです。
- カジキにしっかり火が通り、パン粉がかりかりになるまでじっくり焼いてください。

1人分 195kcal 脂質8.7g 塩分1.2g

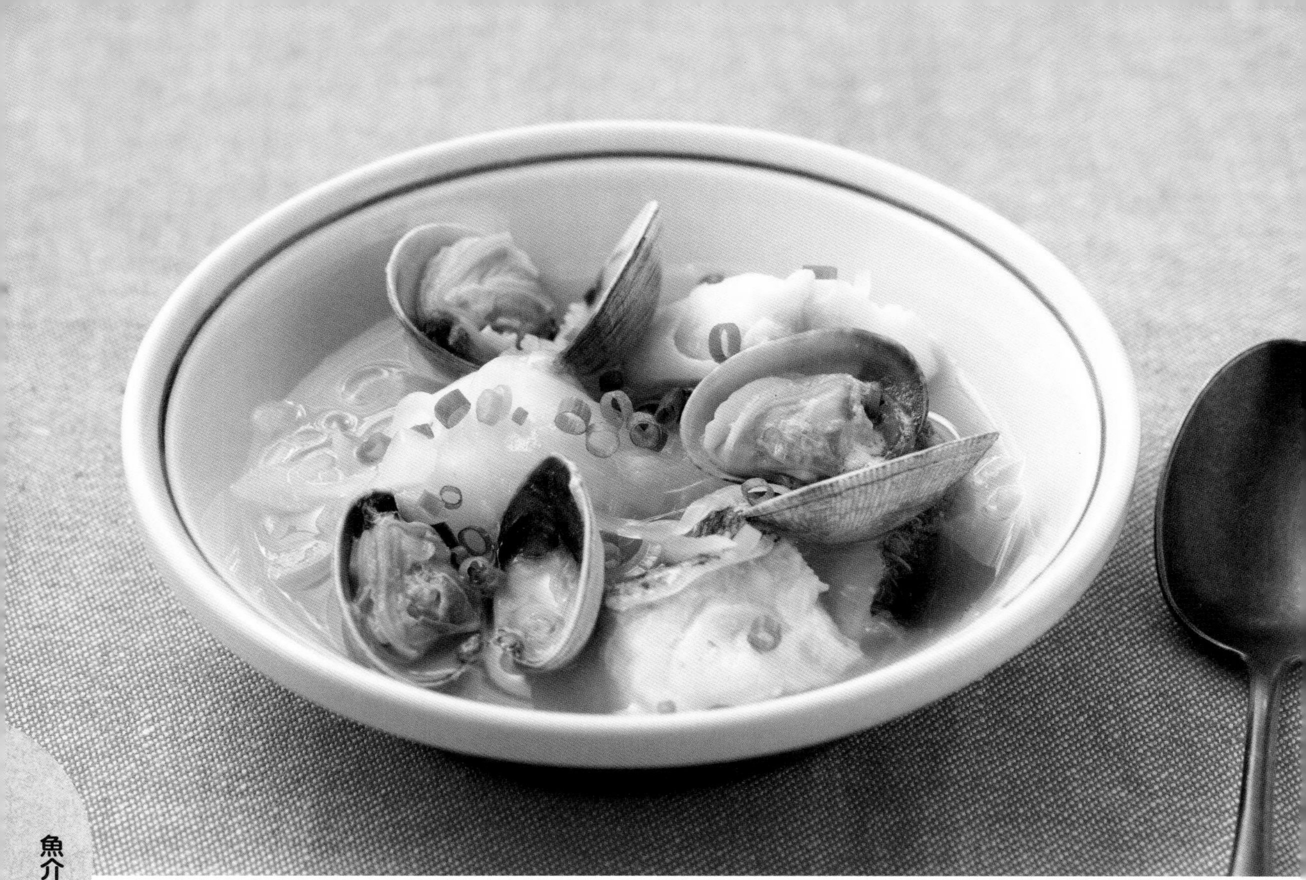

タラとじゃが芋のスープ煮

タラとアサリのうま味、じゃが芋と玉ねぎの甘味がじんわり味わえます。

材料／2人分

タラ	2切れ(200g)
塩	少量
アサリ(砂出ししたもの)	殻つき150g※
じゃが芋・玉ねぎ	各100g
にんにく	小1かけ
白ワイン	1/2カップ
顆粒ブイヨン	小さじ1
塩	小さじ1/3
こしょう	少量
小ねぎ(小口切り)	少量

※殻を除いた正味重量は60g。

1人分
171kcal　脂質0.3g　塩分2.6g

作り方

1 タラは1切れを3つずつに切り、塩をふって5分ほどおき、水けをふきとる。アサリは殻をこすり合わせて洗う。
2 じゃが芋は皮をむいて一口大に切る。玉ねぎは薄切りにし、にんにくはつぶす。
3 なべに少量の水、玉ねぎ、にんにくを入れて火にかける。玉ねぎがしんなりとなったら1を加え、ワインを注ぎ入れてふたをし、中火で蒸し煮にする。
4 アサリの殻が開いたら、タラとともにいったんとり出す。
5 4のなべにじゃが芋とひたひたの水、ブイヨンを入れ、じゃが芋がやわらかくなるまで煮る。塩とこしょうで味をととのえ、タラとアサリを戻し入れて温める。
6 器に盛り、小ねぎを散らす。

Point

おなかもほっこり温まる一皿

- タラとアサリのうま味をじっくり引き出したスープを、じゃが芋が吸い込みます。
- ワインを入れたら、中火でゆっくりうま味を引き出します。

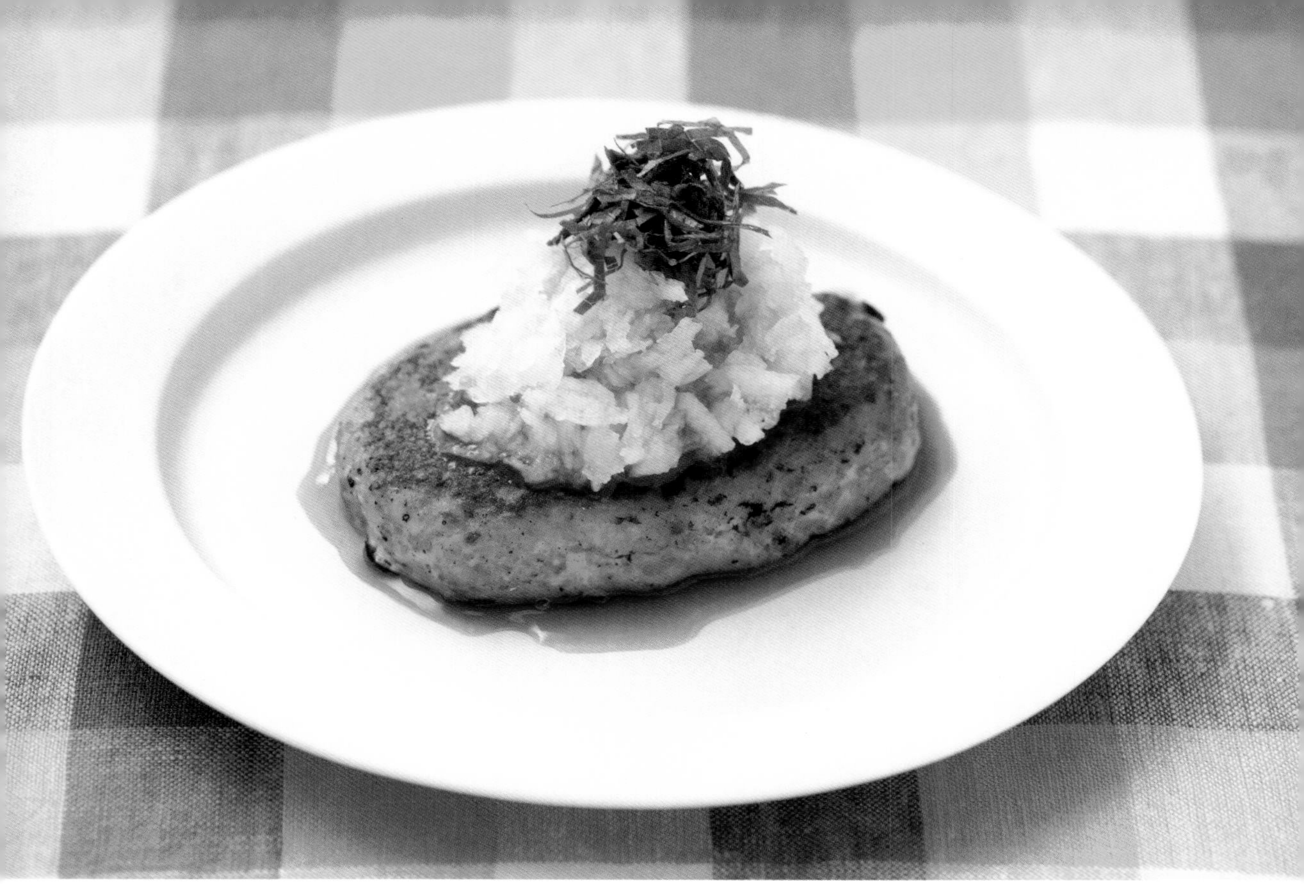

アジのハンバーグ

EPA、DHA（30ページ）が多い青背魚は意識して食べたい食材。目新しい料理に仕立てます。

材料／2人分

アジ		2尾（150g）
a	酒・みそ	各小さじ2
a	しょうゆ・しょうが（すりおろす）	各小さじ1
a	卵	1個（55g）
a	玉ねぎ（みじん切り）	50g
a	かたくり粉	大さじ1
おろし大根		30g
青じそ（せん切り）		3枚
ポン酢しょうゆ		適量

作り方

1 アジは3枚におろし、一口大に切る。フードプロセッサーに入れ、aも加えて粘りけが出るまで攪拌《かくはん》する※。2等分して丸め、小判形に整える。

2 フライパンを火にかけ、1を並べ入れて両面を焼く。よい焼き色がついたら水少量を加えてふたをし、中に火が通るまで蒸し焼きにする。

3 器に盛り、おろし大根と青じそをのせ、ポン酢しょうゆをかける。

※フードプロセッサーがない場合は、アジを包丁で粘りけが出るまでよく刻み、ほかの材料を加えてよく混ぜる。

Point

食べやすい魚のハンバーグに

- おなじみの一尾魚を、目先を変えて食べやすいハンバーグ風にします。
- みそやしょうがを加えると、魚のにおいが気にならなくなります。

1人分　171kcal　脂質5.6g　塩分1.7g

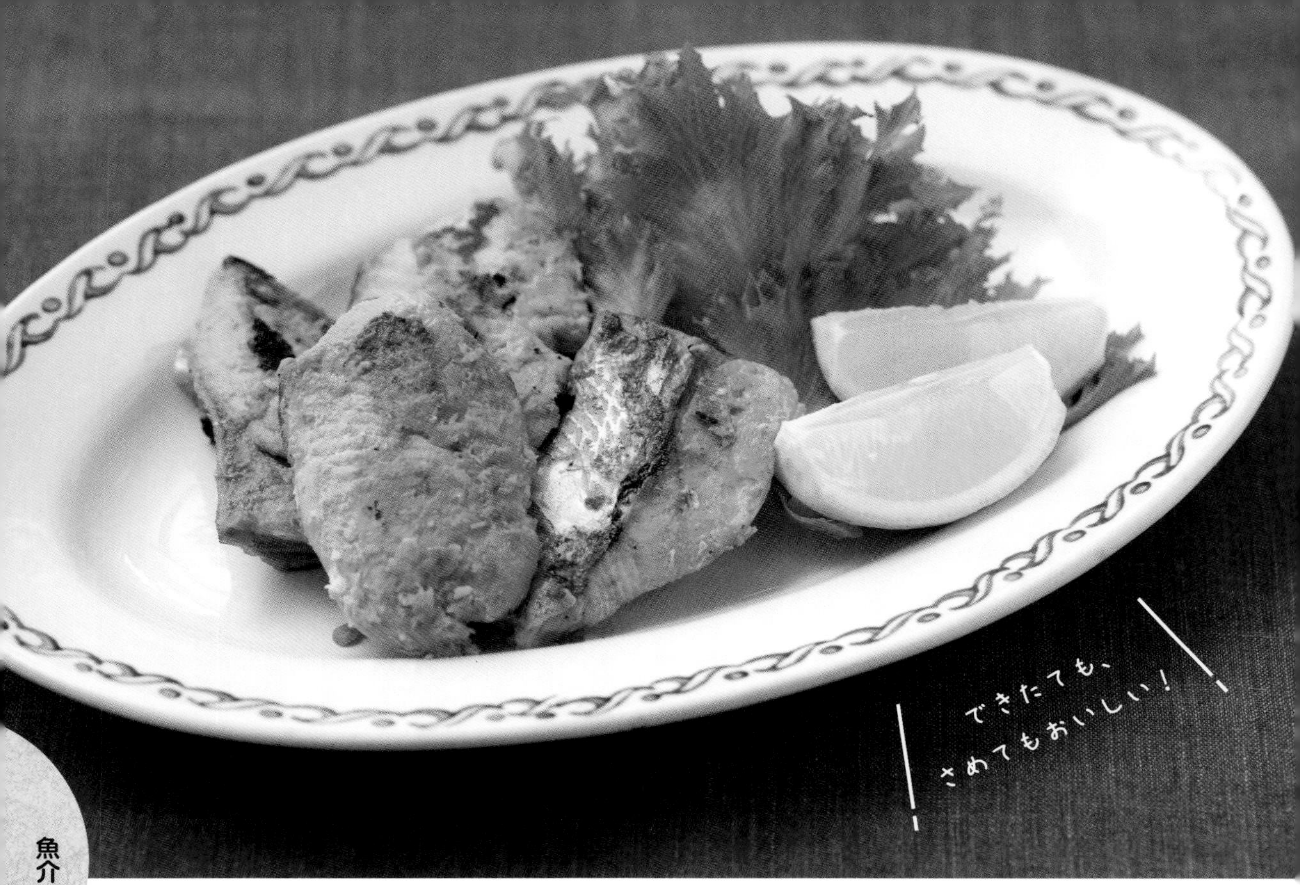

タンドリーサーモン

サケに、ヨーグルトの酸味やカレーの香りがよく合います。

材料／2人分

- 生ザケ……2切れ（200g）
- 塩……少量
- a
  - プレーンヨーグルト……1/4カップ
  - トマトケチャップ……大さじ2
  - カレー粉……小さじ1
  - しょうが・にんにく（各すりおろし）※……各1かけ分
  - 塩……小さじ1/2
  - ターメリック……少量
- レタス……40g
- レモン（くし形切り）……2切れ

※チューブ入りのものでもよい。

作り方

1 サケは1切れを半分に切り、塩をふってしばらくおき、水けをふきとる。
2 aを混ぜ合わせ、サケにからめて冷蔵庫に半日以上おく。
3 フライパンを熱し、サケを入れて焦がさないように中火で両面を焼いて火を通す。
4 レタスを敷いた器に盛り、レモンを添える。

Point

つけて焼くだけ。さめても◎

- おなじみのタンドリーチキンのサケ版。つけて焼くだけなので簡単です。
- サケをつけた状態で冷蔵で3日はもちます。つけたものを用意しておくと、時間がないときの食事作りに、お弁当のおかず用に、とても便利です。

1人分　173kcal　脂質4.6g　塩分2.5g

（写真は2人分）

エビグラタン

1人分 313kcal 脂質4.4g 塩分1.6g
（写真は２人分）

こんがり香ばしいグラタンは大人気。バターなしとは思えないボリュームです。

材料／２人分

- 無頭エビ……130g
- a
  - 白ワイン……大さじ５
  - 塩……少量
  - レモン果汁……小さじ１
- b
  - 豆乳（成分無調整）※……１と1/2カップ
  - エビの蒸し汁……全量
  - 米粉……大さじ３
  - 顆粒ブイヨン……小さじ1/2
  - にんにく（すりおろす）……少量
- 塩・こしょう……各少量
- マカロニ……乾50g
- ブロッコリー……６房（100g）
- パン粉……小さじ１
- 粉チーズ……大さじ１

※牛乳でもよい。

作り方

1 エビは背わたを除き、なべに入れてaを加え、ふたをして中火で蒸し煮にする。火を消してさめるまでおき、とり出して殻をむく（蒸し汁は残しておく）。

2 耐熱ボールにbを入れ、よく混ぜて米粉をとかす。ラップをかけて電子レンジで２分加熱する。とり出してよく混ぜ合わせ、さらに２分加熱する。とり出して全体をよく混ぜ、塩とこしょうで味をととのえる（ホワイトソース）。

3 マカロニは袋の表示に従ってゆで、ざるにあげて湯をきる。ブロッコリーは塩少量（分量外）を加えた湯でゆで、湯をきる。

4 ２のソースにエビと３を加えて混ぜ、耐熱皿に盛り、パン粉とチーズをふる。

5 180℃のオーブンまたはオーブントースターに入れ、チーズやパン粉に焼き色がつくまで焼く。

Point

エビの蒸し汁は香味豊か

- エビは殻つきで蒸すとかたくなりません。殻からおいしいだしが出る利点もあります。
- エビの蒸し汁をホワイトソースに加えます。ワインの香味が上品で、レモン汁でソースが軽やかに。
- バターを使わない代わりに少量のにんにくを加えると、エビのうま味が強く感じられます。

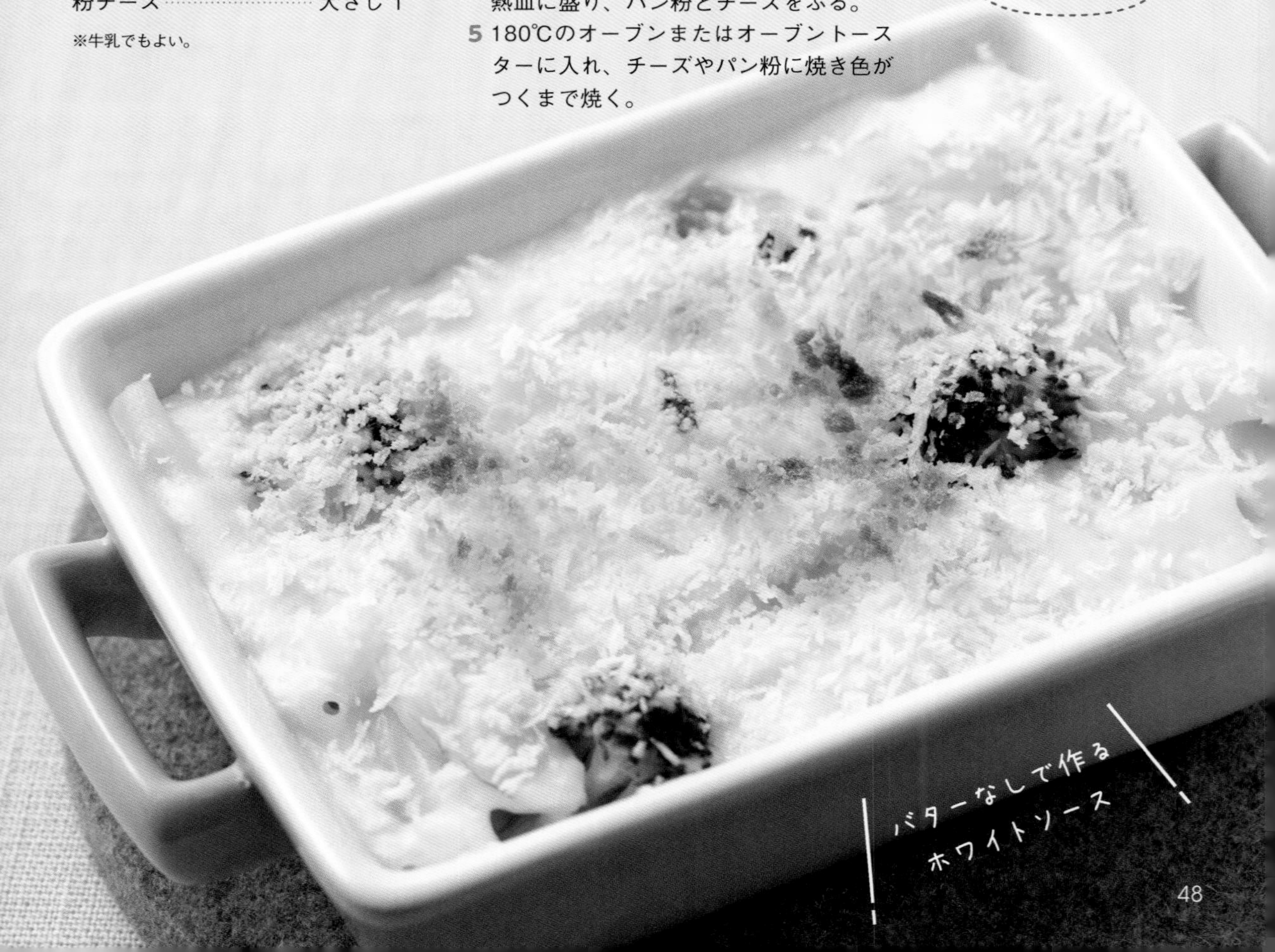

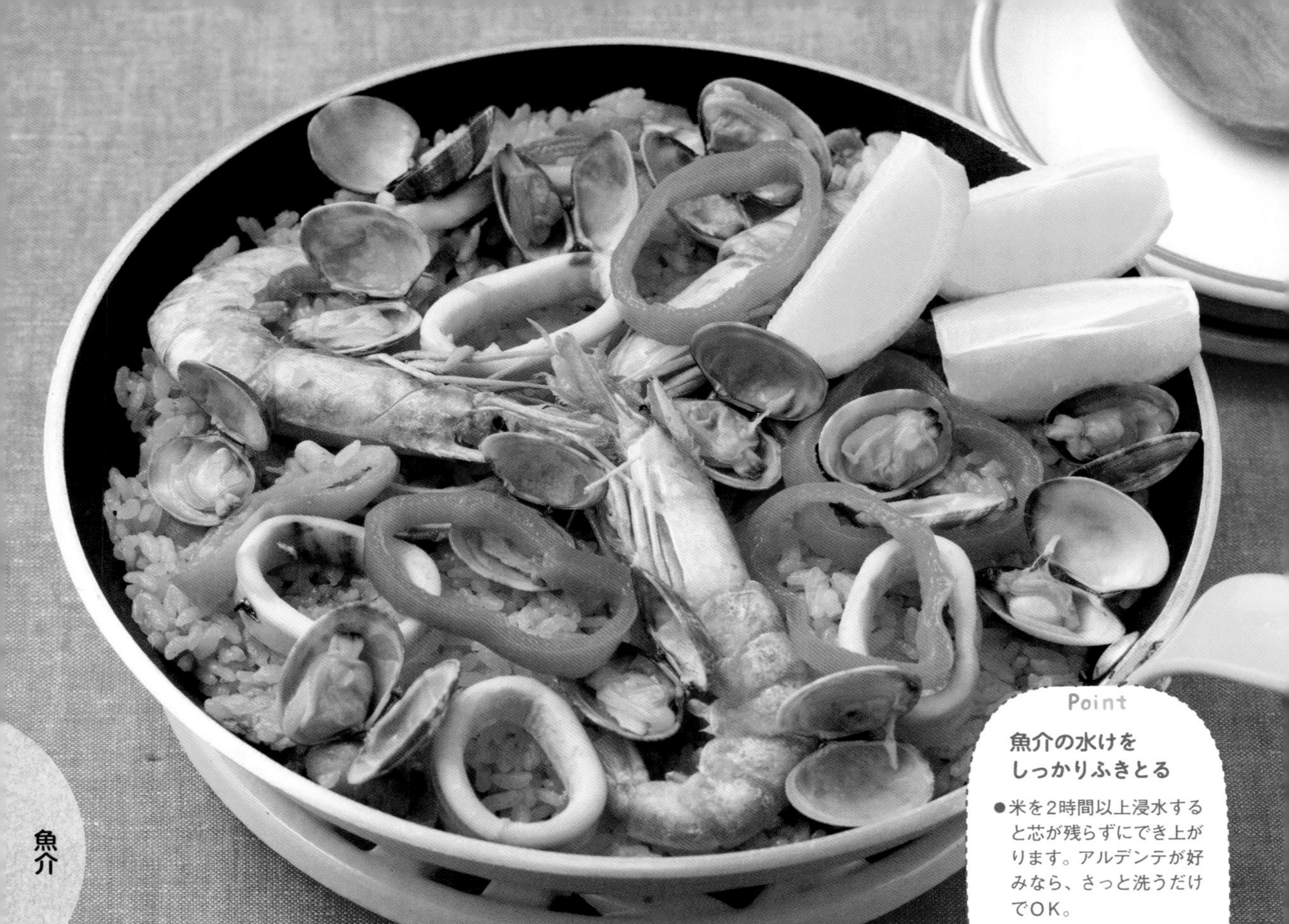

Point

魚介の水けをしっかりふきとる

- 米を2時間以上浸水すると芯が残らずにでき上がります。アルデンテが好みなら、さっと洗うだけでOK。
- イカやエビの水けをしっかりふきとると、仕上がりが水っぽくなりません。

フライパンでパエリア

魚介と野菜の具だくさんの炊き込みごはん。誕生日などのお祝いにもぴったり。

材料／3人分

米	2合（300ｇ）
アサリ	10個
白ワイン	大さじ2
イカ	小1ぱい（100ｇ）
有頭エビ（殻つき）	6尾
鶏もも肉（皮を除く）	100ｇ
玉ねぎ	60g
トマト	150ｇ
パプリカ（赤・黄、各輪切り）	合わせて35ｇ
にんにく（みじん切り）	1/2かけ分
a 魚介の顆粒ブイヨン※	1袋（6g）
a 塩	小さじ1
a ターメリック	小さじ2/3
レモン（くし形切り）	3切れ

作り方

1 米は洗い、2時間以上浸水させてざるにあげ、水けをきる。
2 なべにアサリとワインを入れ、ふたをして強火にかける。殻が開いたら、貝と蒸し汁を分ける。
3 イカはわたと皮を除き、胴は輪切りに、足は食べやすく切り分ける。エビは塩水で洗い、背わたを除く。
4 鶏肉は一口大に切り、塩少量（分量外）をすり込む。
5 玉ねぎはあらみじん切りに、トマトは皮と種を除いて一口大に切る（53ページ）。
6 フライパンに鶏肉とにんにくを入れて焼き、玉ねぎを加えてさらに加熱する。米を加え、透き通るまで炒める。
7 アサリの蒸し汁とトマトを合わせ、水を加えて2カップにする。aとともにフライパンに加える。
8 イカとエビを加えてふたをし、強火にかける。沸騰したら中火弱で15分、汁けがなくなって米に火が通ったら強火で10秒加熱する。火を消し、パプリカを加えて10分蒸らし、レモンを添える。

1人分　463kcal　脂質2.5g　塩分3.2g
（写真は3人分）

※商品名「フェメ・ド・ポワゾン」。チキンブイヨンやコンソメブイヨンで代用できる。

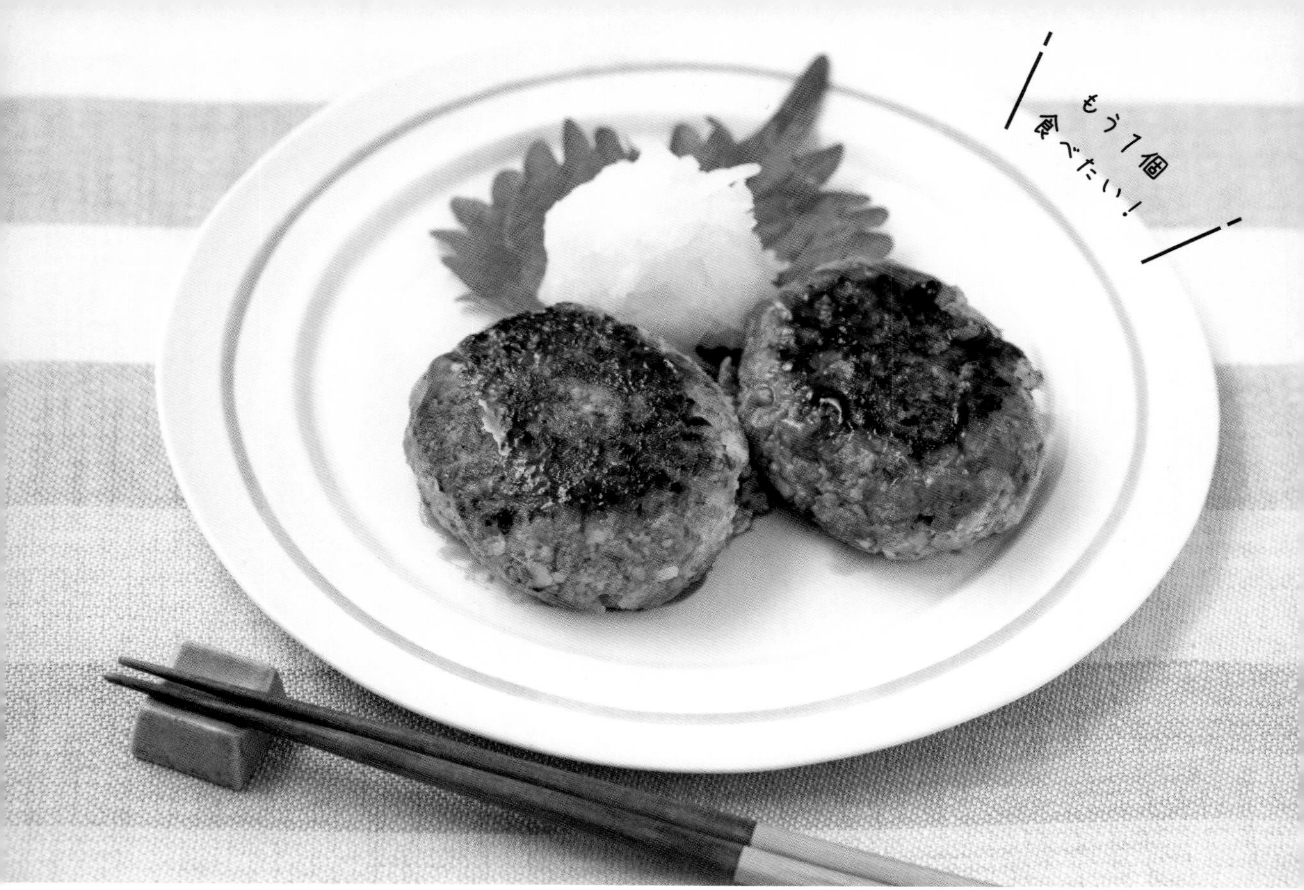

サバ缶のハンバーグ

塩味のサバ缶に、ほのかに甘い豆腐を組み合わせて味を深めます。食べごたえもアップ。

材料／2人分×2回

- サバ水煮缶詰め……1缶（180g）
- もめん豆腐……150g
- 玉ねぎ……50g
- パン粉……1/2カップ
- 卵（割りほぐす）……1/2個
- a
  - しょうゆ……大さじ1
  - 塩・こしょう……各少量
  - しょうが（すりおろす）……1かけ分
- しょうゆ・みりん……各大さじ1
- おろし大根……20g（1人分）
- 青じそ……1枚（1人分）

作り方

1 豆腐はあらくくずして耐熱容器に入れ、電子レンジで3分加熱する。ざるにあげ、しばらくおいて水けをきる。
2 玉ねぎはみじん切りにする。
3 ボールに、缶汁をきったサバ缶を入れ、1、2、パン粉、卵、aを加えてよく混ぜる。8等分にして小判形に丸める。
4 フライパンを熱して3を並べ入れ、両面をこんがりと焼いて火を通す。しょうゆとみりんを加えて照りよくからめる。
5 器に1人2個ずつ盛り、青じそとおろし大根を添える。

Point

ストックしたい魚の缶詰め

- ツナ、イワシ、サケなど、魚の缶詰めは常温でストックできる優等生。中でもサバはω《オメガ》-3系（n-3系脂肪酸。30ページ）もばっちりとれます。
- サバのにおいが苦手という場合は、しょうがのすりおろしをたっぷり加えてください。

1人分 160kcal 脂質6.8g 塩分2.0g

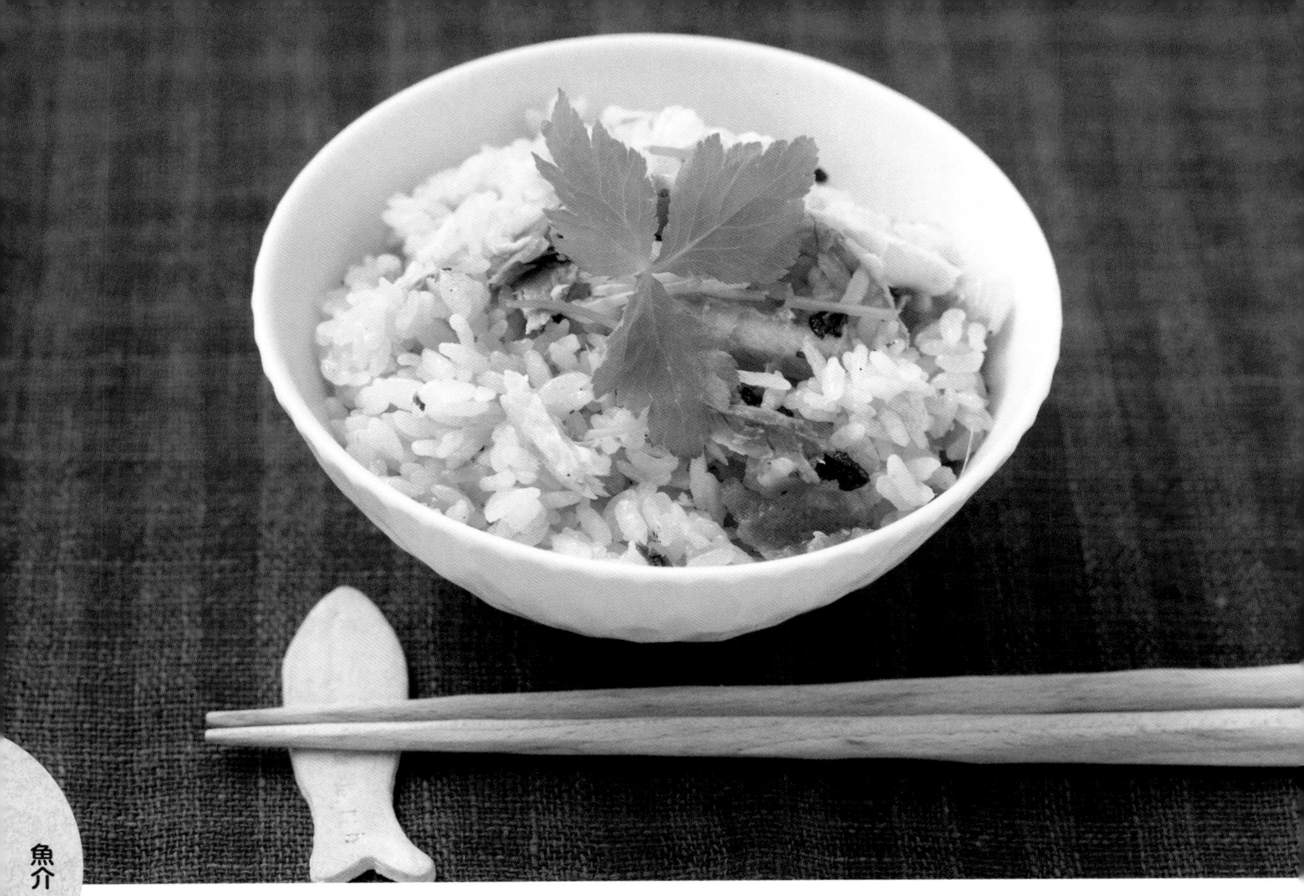

サンマの炊き込みごはん

焼いたサンマの香ばしさを炊き込みます。しょうがと梅干しが食欲をそそります。

材料／3～4人分

米……2合（300ｇ）
　サンマ……1尾（100ｇ）
　塩……少量
しょうが（薄切り）……2枚
梅干し……1個
a　しょうゆ・酒・みりん……各大さじ1
三つ葉（2～3㎝に切る）……3本

作り方

1 米は洗い、30分以上浸水させてざるにあげ、水をきる。
2 サンマは頭と内臓を除き、水で洗う。水けをふきとり、塩をふって魚焼きグリルでこんがりと焼く。
3 炊飯器に米とaを入れ、水を2合の目盛りまで加えて混ぜる。2としょうが、梅干しを入れ、普通に炊く。
4 サンマをとり出し、骨を除いて戻す。梅干しは種を除く。全体をさっくりと混ぜ合わせる。
5 茶わんに盛り、三つ葉を散らす。

Point

栄養充実、青背魚を食卓に

- サンマは一度焼いてから加えると、焼いた香ばしさが加わって味がぐっとよくなります。
- 好みで、三つ葉といっしょにしょうがのせん切りを加えると、さらにおいしい。

1人分　442kcal　脂質6.0g　塩分1.9g

副菜 食物繊維のお話

野菜、芋、海藻を使った副菜は、体の調子をととのえる栄養素がいっぱい！

ビタミンやミネラルの宝庫

副菜におもに使われる野菜、芋、海藻などは、ビタミンやミネラルなど体の調子をととのえる栄養素を多く含むこと、低エネルギーでおなかを満たしてくれることなどが利点です。

食物繊維が多いことも特徴です。一般的に便秘のときだけでなく、おなかがゆるいときも食物繊維をとることが解消法の一つですが、IBDの人の場合、消化が気になる人も多いでしょう。

野菜は、かたくて噛《か》みにくいものや筋ばったものは腸に負担をかけるので避けたいものですが、それ以外は病状を見て、消化がよくなるくふうをすれば、制限する必要はないでしょう。

「腸活」にも役立つ

食物繊維は便の材料になってお通じをよくするほかに、「腸内細菌の善玉菌の餌になる」という働きもあります。

近ごろ話題の腸活は「腸内フローラ（腸内細菌叢《そう》）をととのえて健康を促す」ことを目指しますが、腸内フローラをととのえるためにたいせつなのは「善玉菌を増やすものをとる」ことです。善玉菌を増やす働きは食物繊維のほかに、ヨーグルトやひき割り納豆、みそなどの発酵食品があります。

ちなみに、ごはんにも消化のよい食物繊維が多く含まれるので、ごはんとみそ汁、ひき割り納豆（発酵食品）、野菜料理といった、私たちにおなじみのいつものメニューがおなかの調子をよくしてくれます。ただ、「これを食べなくては」と過敏になる必要はないでしょう。

健康のために、
1日にとりたい
野菜の量は350g以上。
その量を食べるのは
むずかしくても、
なるべく野菜がとれるように
切り方などをくふうして
消化を助けるようにしましょう。
そして、**よく噛んで食べる**こと
がマストです

緑黄色野菜と淡色野菜

色の濃い野菜（緑黄色野菜）は、β-カロテンという色素成分が、可食部100gあたり600μg以上の野菜です。ほうれん草、にんじん、かぼちゃなどが緑黄色野菜です。

キャベツやきゅうり、レタス、なす、大根、白菜など、色が薄い野菜（淡色野菜）は、加熱しないで食べられるものが多かったり、量が多く食べられたりなどの利点があります。

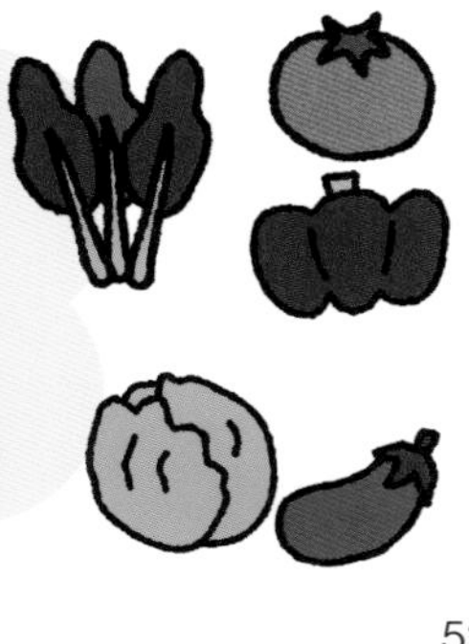

消化を助ける野菜の下ごしらえ

繊維を断つ

繊維を断つように切ると、味のなじみもよくなります。

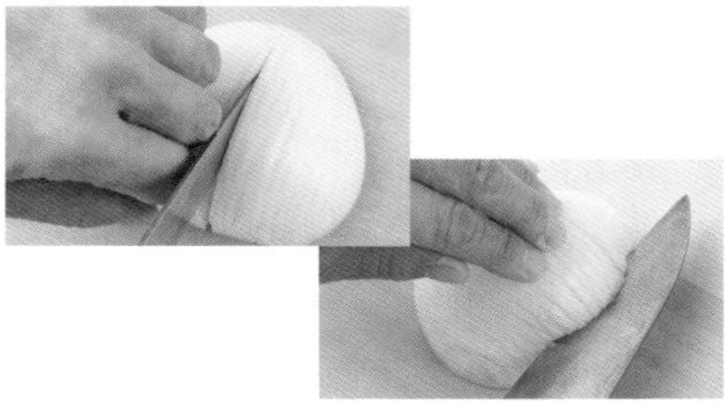

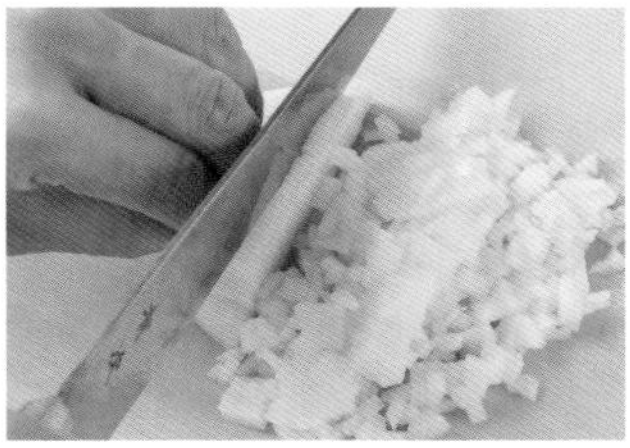

みじん切り
(玉ねぎ)

繊維に沿って切ってから厚みに2～3㎜幅に切り込みを入れ、端から細かく切る。

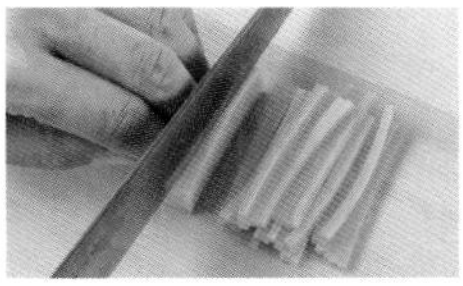

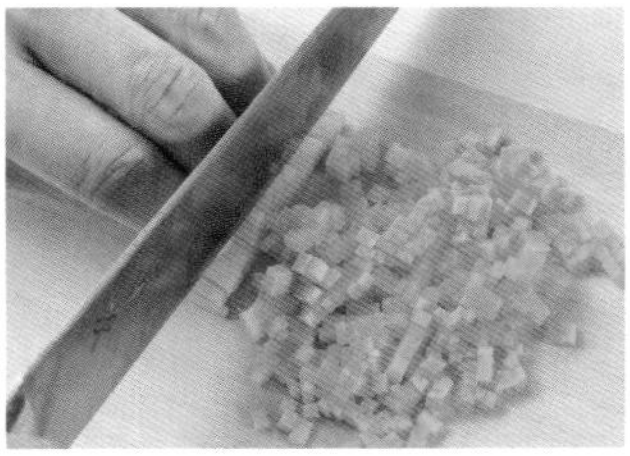

角切り
(にんじん)

棒状に切って90度回転させ、端から細かく切る。

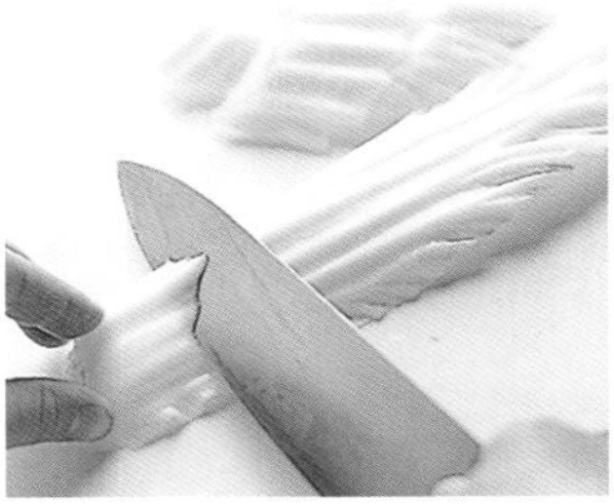

そぎ切り
(玉ねぎ)

茎と葉に切り分ける。茎に包丁をねかせて斜めに入れ、切る。

皮を除く

野菜がやわらかくなり、口当たりがよくなります。

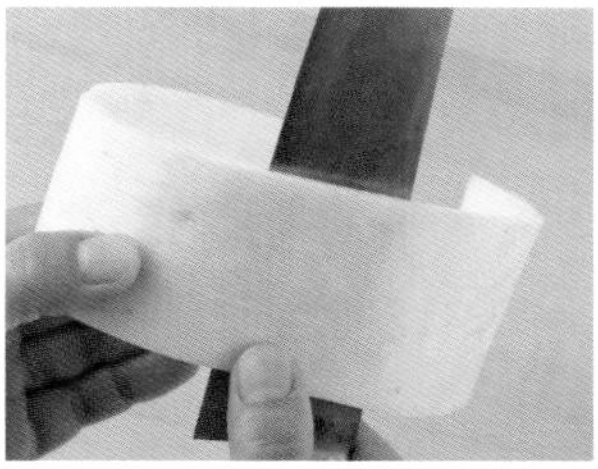

大根

皮の内側の筋ばったところもいっしょにむく。

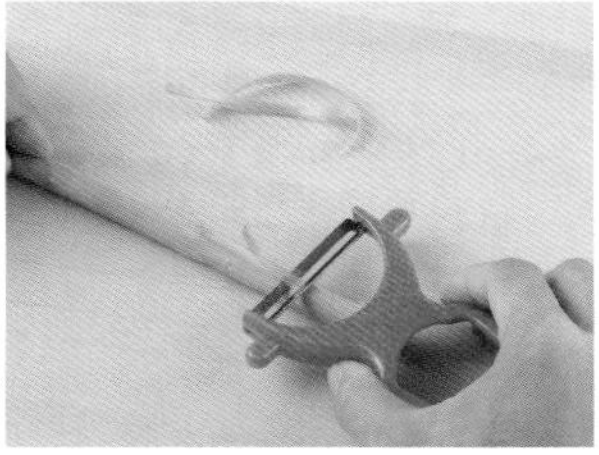

アスパラガス

根元の皮やはかまの部分がかたいので、ピーラーで削る。

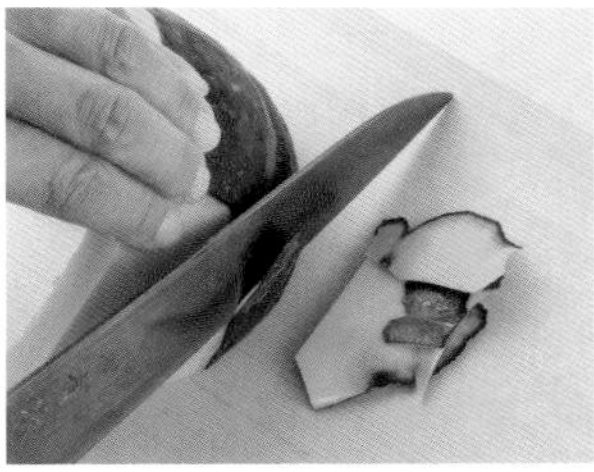

かぼちゃ

切った面を下にして安定させ、かたい皮を削る。

種も除くと安心

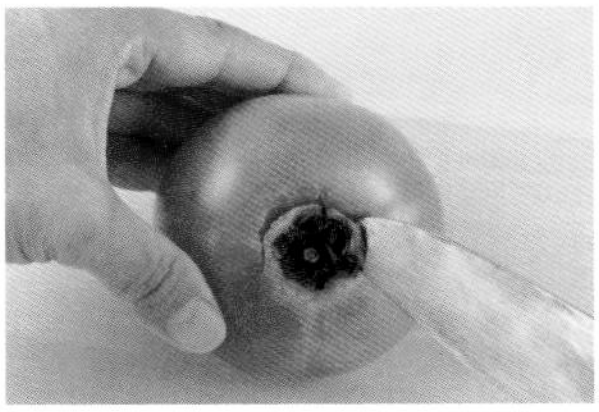

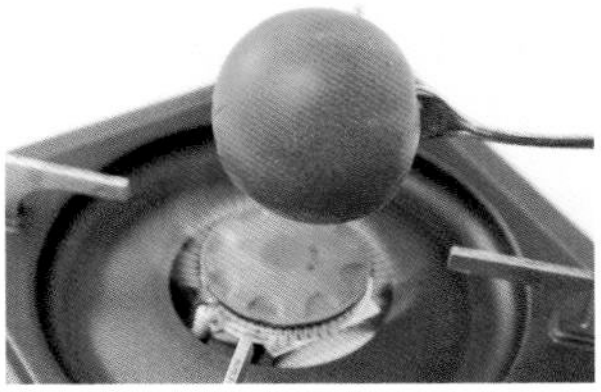

トマト
(まるごとの場合)

へたに包丁目をくるりと入れ、くり抜く。フォークを刺し、くるくるとまわしながらガスコンロの火であぶる。皮がはじけたら冷水にとり、皮をむく。

写真の出典:『食べるのが好きになる離乳食』、『調理の基本　まるわかり便利帳』(ともに女子栄養大学出版部)

ビタミンやミネラル豊富な野菜は意識して食べたい食材です。やわらかく食べやすい料理を、よく噛《か》んで味わうと、消化もよくなります。

おなかにやさしい 野菜料理

キャベツたっぷりミネストローネ

いろいろな野菜のおいしさと栄養がぎゅっと詰まっています。

材料／2人分

キャベツ	1枚（80ｇ）
玉ねぎ	45ｇ
にんじん	25ｇ
セロリ（筋を除く）	1/4本（15ｇ）
じゃが芋	1/2個（65ｇ）
チキンハム（市販品）※	20ｇ
固形チキンブイヨン	1/2個
ホールトマト缶詰め	1/2カップ
塩・こしょう	各少量

※ハーブ風味や燻製味などがおすすめ。

作り方

1 キャベツ、玉ねぎ、にんじん、セロリ、チキンハムはそれぞれ1cm角に切る。
2 じゃが芋は皮をむいて2cmのさいの目に切る。
3 なべに1を入れ、水をひたひたに注ぎ入れる。ブイヨンを加えて火にかけ、にんじんがやわらかくなるまで煮る。
4 2とトマト缶を加え、じゃが芋がやわらかくなったら塩とこしょうで調味する。

Point

まとめ作りがおすすめ

- 野菜がたくさんとれるのが利点です。
- 多めに作り、ごはんを入れてリゾットにしたり、パンを加えたりしてもおいしい。

簡単トマトスープ

1人分でトマト1/2個がとれる、超簡単スープです。

材料／2人分

トマト	1個（150ｇ）
水	2カップ
固形チキンブイヨン	1個
塩・こしょう	各少量
パセリ（みじん切り）	少量

作り方

1 トマトはへたと皮、種を除き（53ページ）、一口大に切る。
2 なべに分量の水とブイヨンを入れて火にかけ、トマトを加えて煮くずれるまで煮る。塩とこしょうで味をととのえる。
3 器に盛り、パセリをふる。

Point

フレッシュなトマトで

- トマトの皮と種を除き、消化をよくします。
- シンプルな材料でさっと作れます。トマトのフレッシュな味わいも引き立ちます。

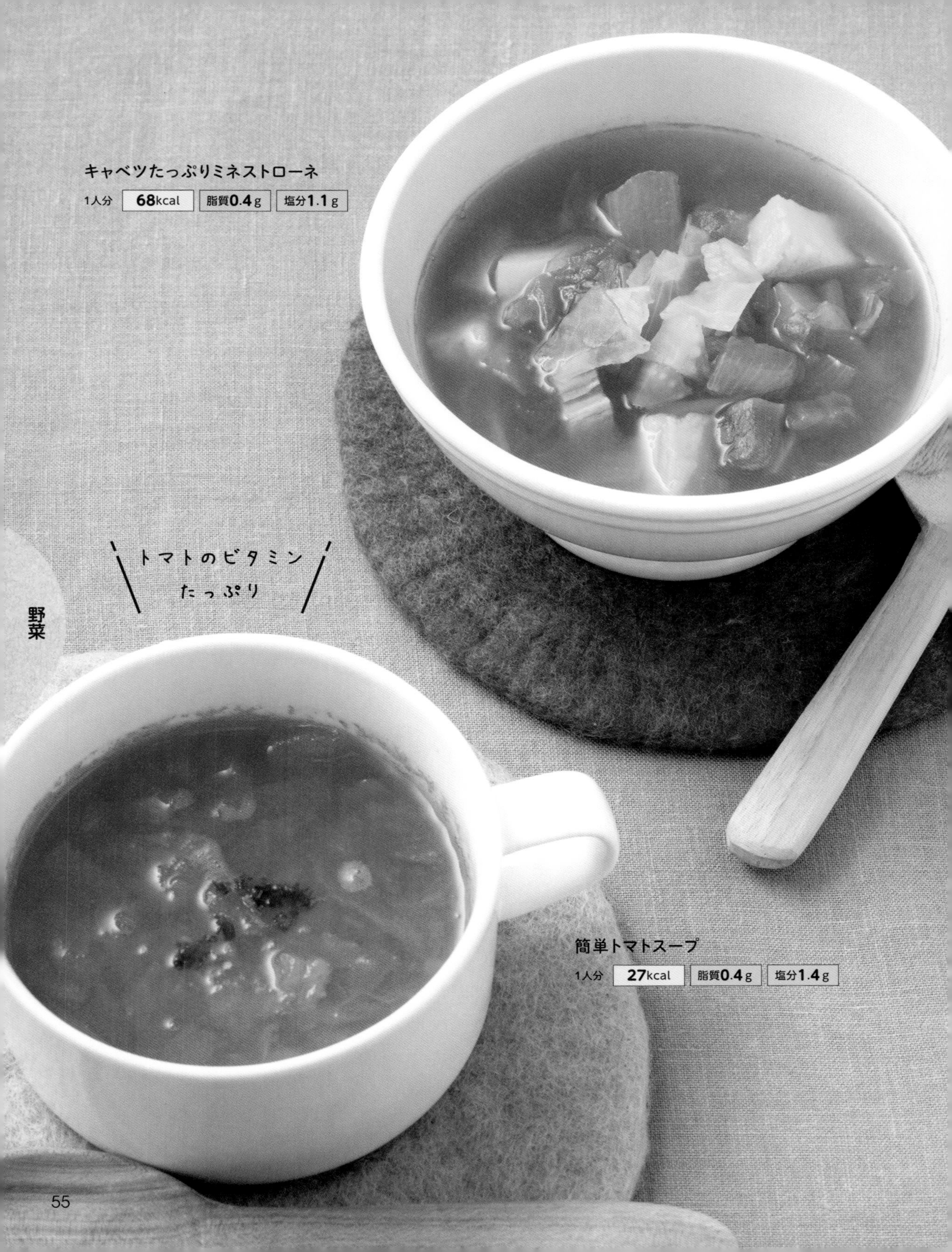

キャベツたっぷりミネストローネ

1人分　**68**kcal　脂質**0.4**g　塩分**1.1**g

トマトのビタミン
たっぷり

野菜

簡単トマトスープ

1人分　**27**kcal　脂質**0.4**g　塩分**1.4**g

じゃが芋のポタージュ

牛乳の代わりに豆乳で仕上げるので、おなかにやさしい。

材料／2人分

じゃが芋……1個（130g）
ねぎ……1/2本（50g）
固形チキンブイヨン…1/2個
水……1カップ
豆乳（成分無調整）
……1カップ
塩……小さじ1/3
小ねぎ（小口切り）……少量

作り方

1 じゃが芋は皮をむいて一口大に切る。ねぎは薄い小口切りにする。
2 なべに1とブイヨン、水を入れ、じゃが芋がやわらかくなるまで煮る。
3 ミキサーまたはフードプロセッサーにかけてなめらかに攪拌《かくはん》し、なべに戻し入れる。豆乳を加えて温め、塩を加える。
4 器に盛り、小ねぎを散らす。

Point 豆乳は煮立たせないで

●ねぎを使うと、玉ねぎよりもすっきりとした甘味に。豆乳は煮立てると食感が悪くなるので、温める程度にします。

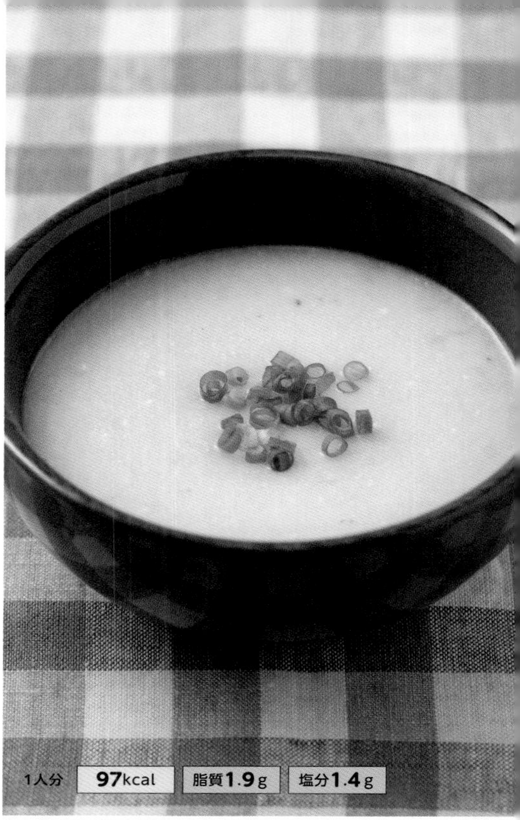

1人分 97kcal 脂質1.9g 塩分1.4g

かぼちゃのポタージュ

かぼちゃとごはんでとろみと甘味をつけます。

材料／2人分

かぼちゃ……200g
玉ねぎ……90g
冷やごはん……30g
固形チキンブイヨン…1個
水……1カップ
低脂肪牛乳……1カップ
塩・こしょう……各少量
パセリ（みじん切り）…適量

作り方

1 かぼちゃは皮を除き、一口大に切る。玉ねぎは薄切りにする。
2 なべに1とごはん、ブイヨン、水を加えて火にかける。
3 かぼちゃがやわらかくなったらマッシャーでつぶす（またはミキサーにかけてなめらかに攪拌する）。なべに戻し入れ、牛乳を加えて温め、塩とこしょうで調味する。
4 器に盛り、パセリを散らす。

Point 冷やごはんを加えるメリット

●冷やごはんはとろみづけに加えますが、ごはんの甘味も加わってさらにおいしい。かぼちゃもゆっくり煮ると甘味が増します。

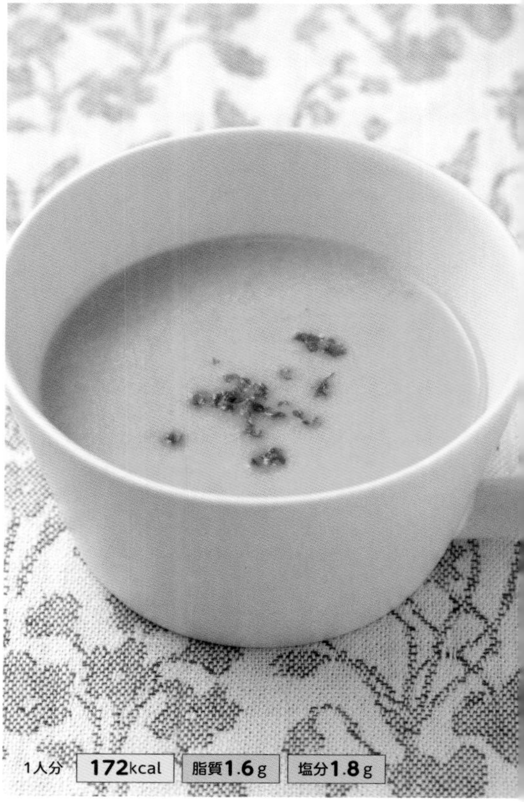

1人分 172kcal 脂質1.6g 塩分1.8g

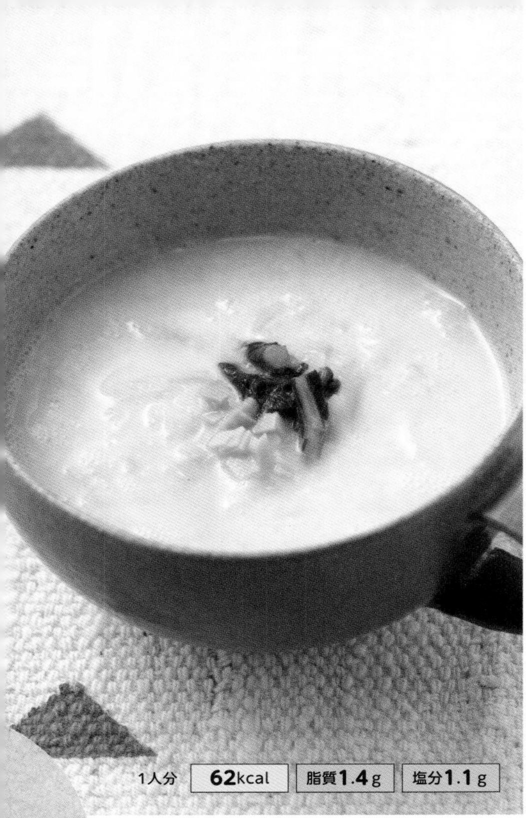
1人分 62kcal 脂質1.4g 塩分1.1g

かぶのとろとろクラッシュスープ

かぶの根のビタミンCと、葉のビタミンAもいっしょにとれます。

材料／2人分

かぶ……4個（280g）
かぶの葉……3本（18g）
固形チキンブイヨン…1/2個
水……1カップ
豆乳（成分無調整）……1/2カップ
塩・白こしょう……各少量
ボンレスハムの薄切り……1枚（10g）

作り方

1 かぶは皮を厚めにむいて4つに切り、なべに入れる。ブイヨンと水を加えて火にかけ、やわらかくなるまで煮て、マッシャーなどであらくつぶす。
2 豆乳を加えて温め、塩とこしょうで調味する。
3 かぶの葉は塩少量（分量外）を加えた湯でゆで、水にとって水けを絞り、2cm長さに切る。ハムはみじん切りにする。
4 器に2を盛り、3を飾る。

Point かぶはあらくつぶす

●かぶは皮を厚めにむき、繊維が強い部分を除くようにします。あらくつぶすことで、具だくさんの印象に。

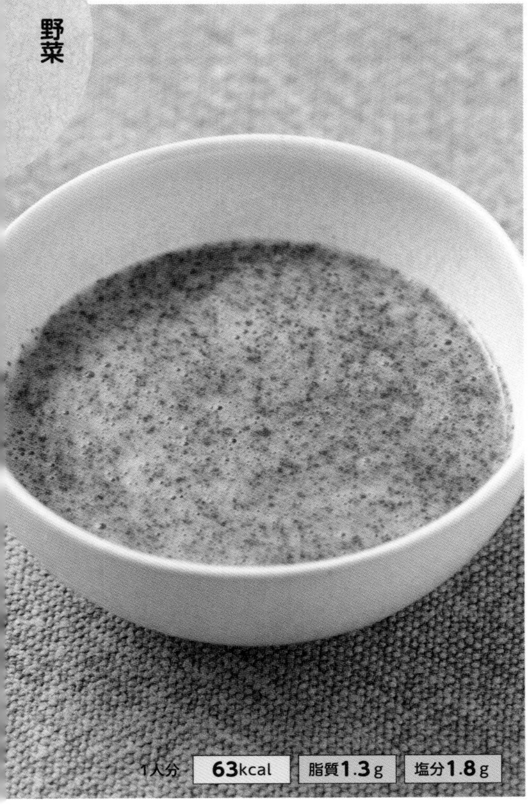
1人分 63kcal 脂質1.3g 塩分1.8g

ほうれん草のポタージュ

ほうれん草がじんわりおいしい。ごはんのとろみを加えて。

材料／2人分

ほうれん草の葉……100g
玉ねぎ……45g
固形チキンブイヨン……1個
水……2カップ
冷やごはん……大さじ2
塩……小さじ1/4
こしょう……少量
豆乳（成分無調整）……1/2カップ

作り方

1 ほうれん草は色よくゆでて水にとり、水けを絞って2～3cm長さに切る。玉ねぎは薄く切る。
2 なべにブイヨンと水、玉ねぎ、ごはんを入れて火にかける。ごはんがふくらんでやわらかくなったらほうれん草を加え、塩とこしょうで調味する。
3 2をフードプロセッサーにかけ、とろりとなるまで攪拌する。
4 なべに戻し入れ、豆乳を加えて温める。

Point なめらかな口当たりに

●ほうれん草はやわらかい葉先だけを使い、ごはんのとろみも加えて口当たりよく仕上げます。

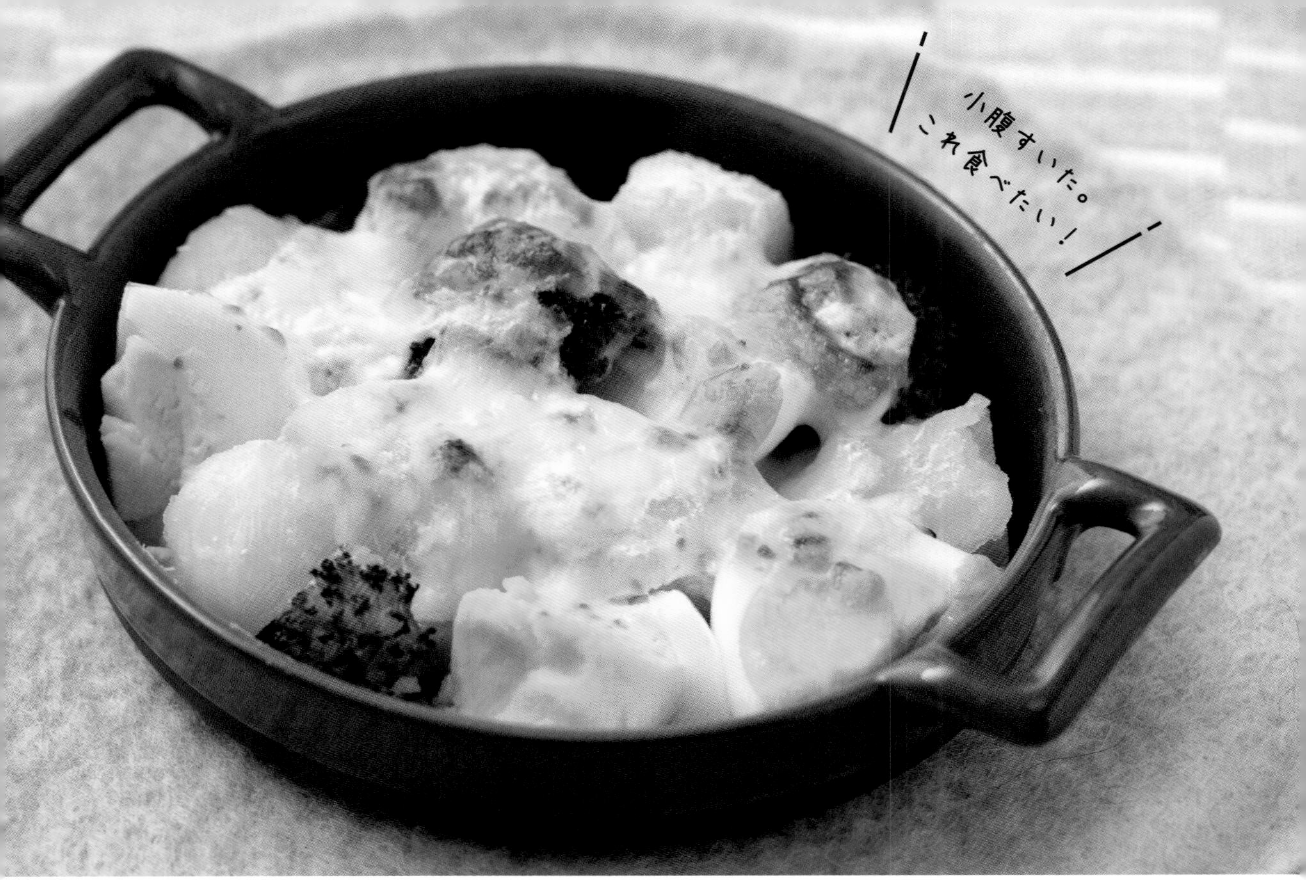

じゃが芋とブロッコリーのヨーグルトチーズ焼き

じゃが芋入りで食べごたえあり。これ1品で軽い食事代わりにしても。

材料／2人分

じゃが芋……1個（135g）
ブロッコリー……100g
ゆで卵……1個（55g）
a　プレーンヨーグルト……1/3カップ弱（70mL）
a　みそ……小さじ1
a　砂糖……ひとつまみ
a　にんにく（すりおろす）……少量
低脂肪チーズ（15ページ）……10g

作り方

1 じゃが芋は皮つきのままラップに包み、電子レンジで3分加熱する。あら熱がとれたら皮をむいて一口大に切る。
2 ブロッコリーは塩少量を加えた湯でゆで、湯をきる。卵は4等分に切る。
3 耐熱皿に1、2を並べて入れ、aをよく混ぜ合わせてかけ、チーズを散らす。
4 オーブントースターでよい焼き色がつくまで焼く。

Point

ヨーグルトとみそが合う

- プレーンヨーグルトにみそを加えるとチーズソースのような味わいに。にんにくを加えると味に深みが出ます。
- かぼちゃ、カリフラワー、アスパラガス、トマト、パプリカなど、材料は冷蔵庫にあるものでOK。

1人分　135kcal　脂質4.7g　塩分0.6g

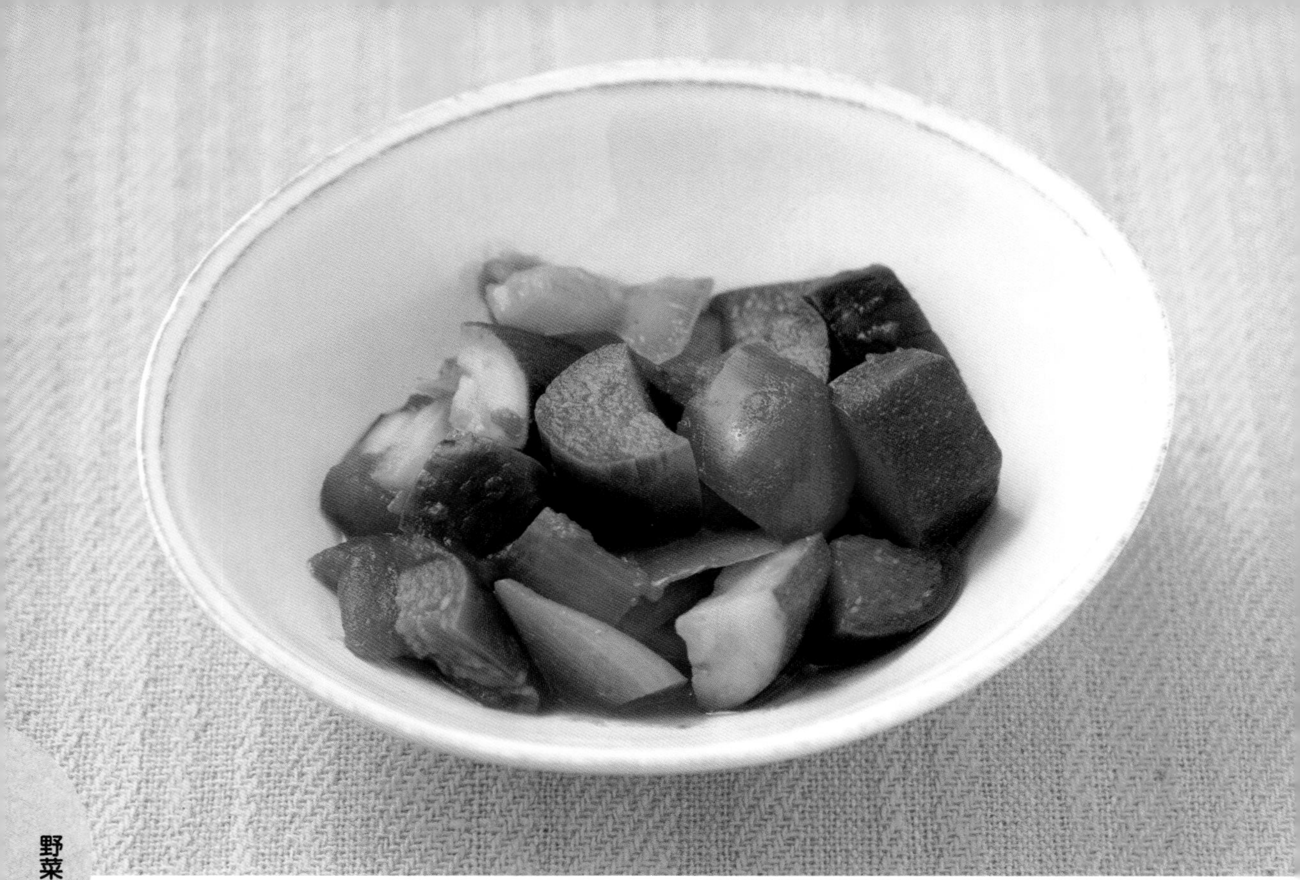

ノンオイルラタトゥイユ

冷蔵保存可能。量を多く作っておけば、慌しいときの食事作りに大活躍！

材料／2～3人分

トマト……2個（300g）
なす……1本（70g）
ズッキーニ……1/2本（80g）
パプリカ（赤・黄）……合わせて70g
玉ねぎ……90g
a
- 白ワイン……大さじ2
- 塩……小さじ1/3
- 顆粒チキンブイヨン……小さじ1/2
- にんにく（薄切り）……2～3枚
- 赤とうがらし（好みで）……1/2本
- オレガノ（ホール・乾）……少量

しょうゆ……小さじ1

作り方

1 トマトはへたと皮、種を除き（53ページ）、一口大に切る。なす、ズッキーニ、パプリカ、玉ねぎはそれぞれ2㎝のさいの目に切る。
2 厚手のなべに1を入れ、aを加えて混ぜる。火にかけ、沸騰したら弱火にして約20分煮る（くたくたに煮くずれたほうがよい場合は30分煮る）。
3 しょうゆを加え、味をととのえる（トマトの酸味が強いなら、砂糖をひとつまみ加えるとやわらぐ）。

Point
しょうゆでごはんにも合う
- 野菜の水分で煮るので、なべは厚手のものにするとよりおいしくできます。
- 最後に加えるしょうゆで、ごはんにも合う味に。
- 冷蔵で約1週間もつので、たくさん作りおきして、パスタやハンバーグのソースなどに利用するのもよいでしょう。

1人分 95kcal 脂質0.4g 塩分1.5g

大根のべっこう煮

酒をだしの代わりに、調味料はしょうゆと砂糖のみ。あめ色に煮た大根は箸《はし》が進みます。

材料／2～3人分

大根……1/2本（500ｇ）
赤とうがらし……小1本
酒……1/4カップ
しょうゆ……大さじ2
砂糖……大さじ1

作り方

1 大根は2㎝厚さの半月切りにし、皮をむいて面とりをし、片面に切り込みを入れる。赤とうがらしはへたと種を除いて輪切りにする。
2 なべに全材料を入れ、かぶるくらいの水を加えて火にかける。大根がやわらかくなり、煮汁が1/3以下になるまで煮る。

1人分 64kcal 脂質0g 塩分1.7g

（写真は2人分）

Point

酒と赤とうがらしが味を決める

- 主材料は大根だけなのに、しっかりごはんのおかずになる一品。
- だしは使わずに酒で煮てうま味を加え、赤とうがらしで全体の味を引きしめます。
- 赤とうがらしは少量でも効果的なので、おなかの調子を見ながら量を加減しましょう。

野菜のうま煮

野菜を中国風の味つけで。ごはんにのせて丼にするのもおすすめ！

材料／2人分

白菜……150ｇ
青梗菜《ちんげんさい》……50ｇ
にんじん……30ｇ
生しいたけ……2枚（30ｇ）
うずらの卵……6個
a めんつゆ（三倍濃縮）……大さじ1
a 水……1/2カップ
a 顆粒鶏がらだし……小さじ1/2
a オイスターソース……小さじ1
かたくり粉……大さじ1
水……大さじ3

作り方

1 白菜は白い軸の部分と葉に切り分け、軸はそぎ切りにし、葉はざくざくと切る。青梗菜も葉と軸に切り分け、葉はざくざくと切り、軸は3～4㎝長さのそぎ切りにする。
2 にんじんは4×2㎝の短冊切りにする。しいたけは軸を除いて2つか3つのそぎ切りにする。
3 うずらの卵はかたゆでにし、殻をむく。
4 フライパンに1と2、aを入れ、ふたをして、にんじんがやわらかくなるまで煮る。うずらの卵を加え、分量の水でといたかたくり粉を加えてとろみをつける。

Point

かたくり粉でつやを出す

- 白菜は繊維を短く切るようにそぎ切りに。食べやすくなり、消化も助けます。
- かたくり粉でとろみをつけると、ノンオイルでもつやつやに仕上がります。
- 野菜は加熱時間を増減して、好みのやわらかさに仕上げてください。

1人分 98kcal 脂質3.3g 塩分1.7g

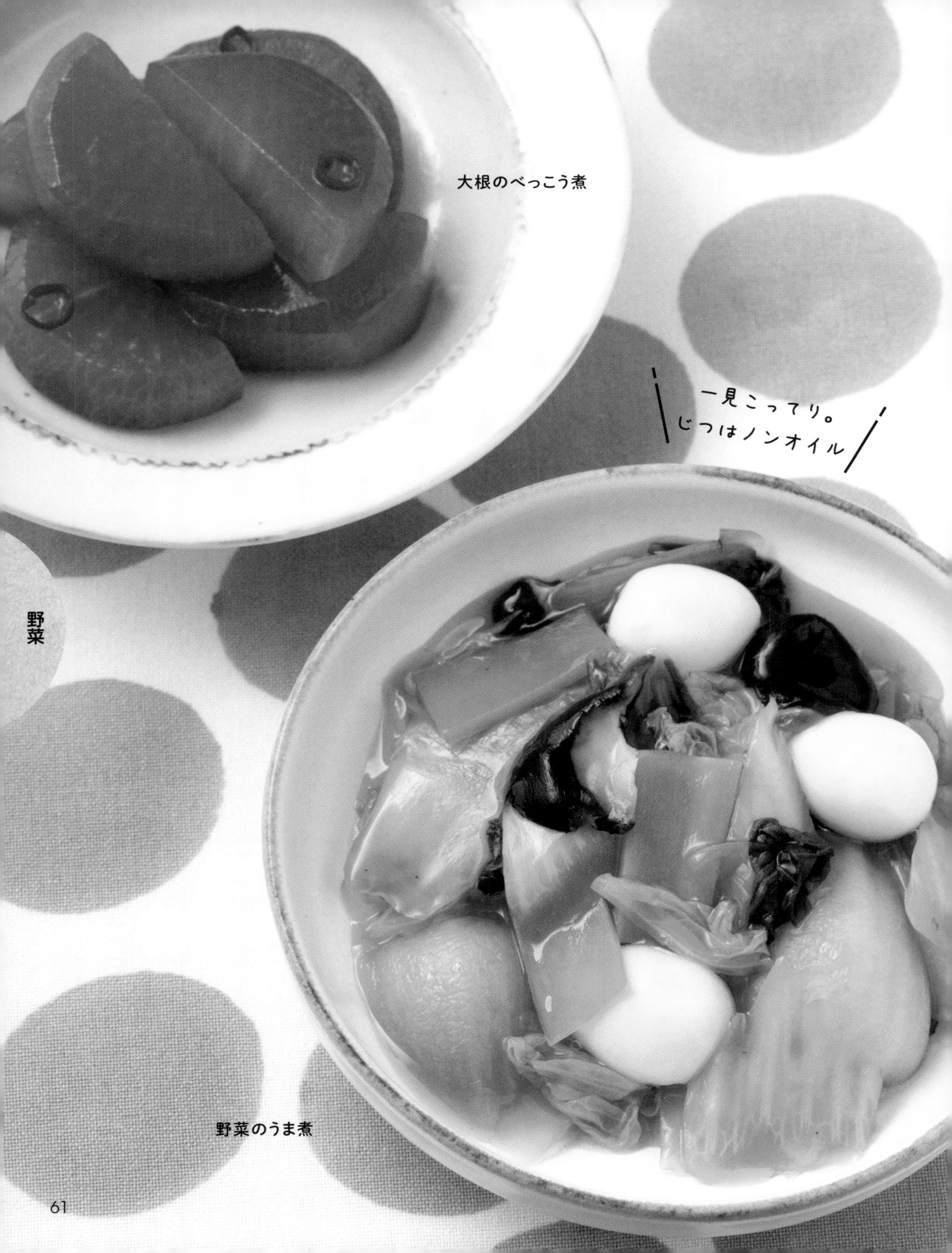

大根のべっこう煮

一見こってり。
じつはノンオイル

野菜のうま煮

ノンオイルたれ＆ドレッシング

材料はすべて作りやすい分量です。
作り方は、材料を混ぜ合わせるだけ！

野菜がおいしくなります。肉や魚などにもおすすめ！

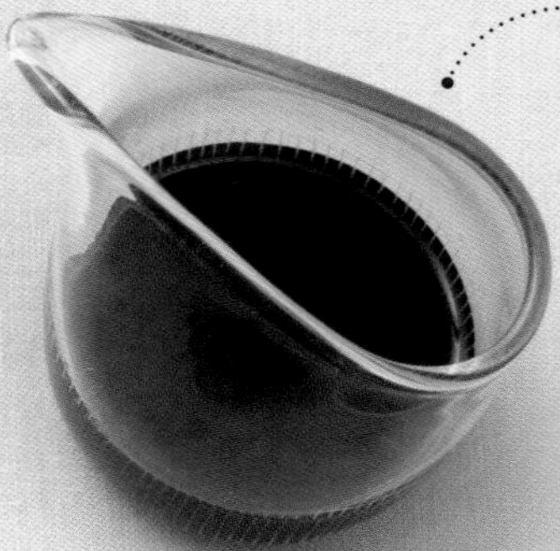

しょうゆドレッシング

●せん切り大根、わかめ、かぶ、きゅうり、トマトなどの野菜サラダに。
●豆腐や刺し身にかけてもおいしい。
●みょうがなどの香味とも合う。

材料

しょうゆ・みりん・酢＝1：1：1
【例】しょうゆ・みりん・酒…各大さじ1

小さじ1で
7kcal　脂質0g　塩分0.3g

みそドレッシング

●加熱したかぼちゃ、じゃが芋、ほうれん草などに。
●レタスやきゅうり、トマト、パプリカなど生野菜にも合う。
●ツナ缶、蒸してほぐした鶏ささ身などにもおすすめ。

材料

みそ：レモン果汁：砂糖：水＝
1：1：2：1〜2
【例】みそ・レモン果汁…各大さじ1、砂糖…大さじ2、水…大さじ1〜2

小さじ1で
10kcal　脂質0.1g　塩分0.2g

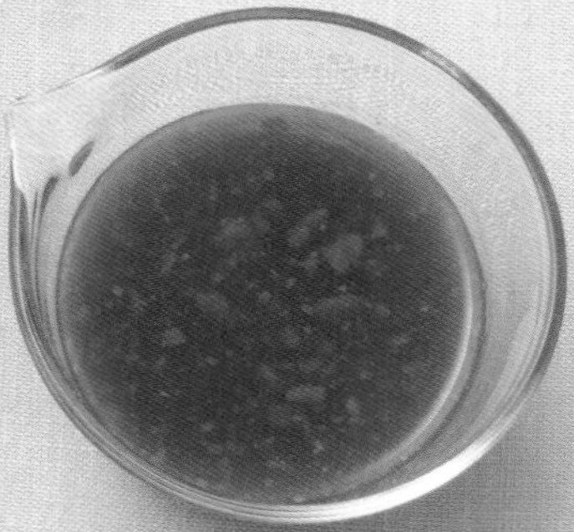

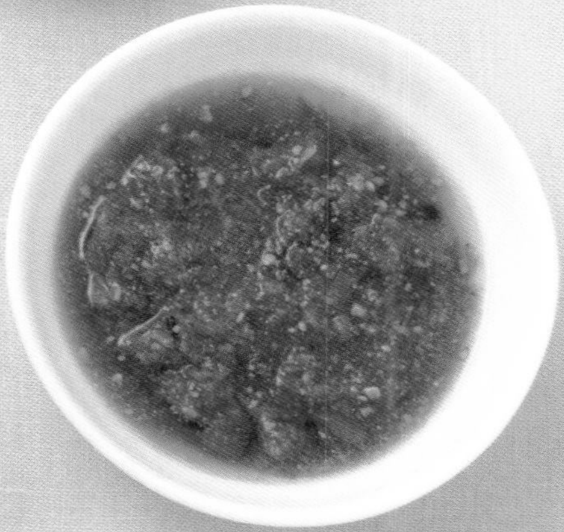

にんじんドレッシング

●スライスした玉ねぎやパプリカ、ハムのサラダに。
●蒸したじゃが芋、ゆで卵、ゆで鶏などボリュームのある食材とも好相性。

材料

にんじん（すりおろす）	100g
レモン果汁	大さじ2
しょうゆ・酢	各大さじ1
砂糖	小さじ1
にんにく（すりおろす）	少量

小さじ1で
2kcal　脂質0g　塩分0.1g

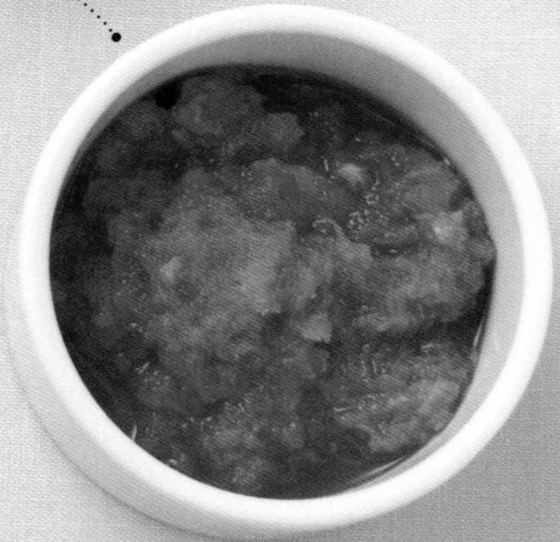

梅ごまだれ

●たたききゅうりに。
●蒸したれんこんなど食べごたえのある根菜に。
●魚、豆腐、蒸し鶏などにも◎。

材料

梅干し（種を除いて刻む）	4個
削りガツオ	3g
すり白ごま	大さじ1
砂糖・しょうゆ	各小さじ1
水	大さじ4

小さじ1で
3kcal　脂質0.2g　塩分0.5g

タイ風ナンプラーのたれ

●焼いたり蒸したりしたピーマン、パプリカ、にんじんなどに。
●刺し身、蒸し鶏、ゆでたエビにも合い、香菜を添えるとまたおいしい。

材料

ナンプラー・すり白ごま・水……各大さじ１
レモン果汁……大さじ1/2
砂糖……小さじ１
塩・にんにく（すりおろす）・小ねぎ（小口切り）……各少量

小さじ1で
6kcal　脂質0.3g　塩分0.5g

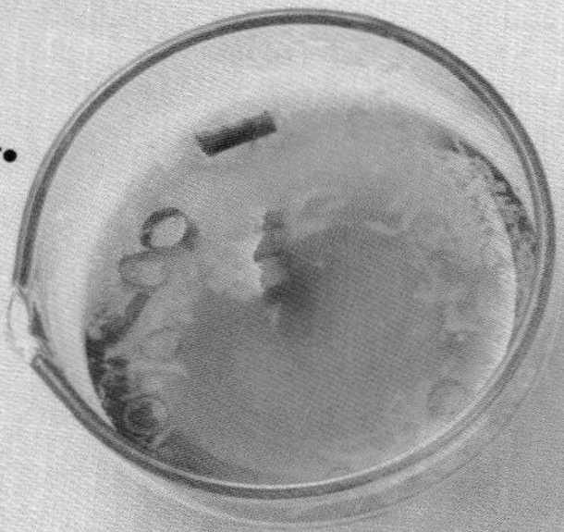

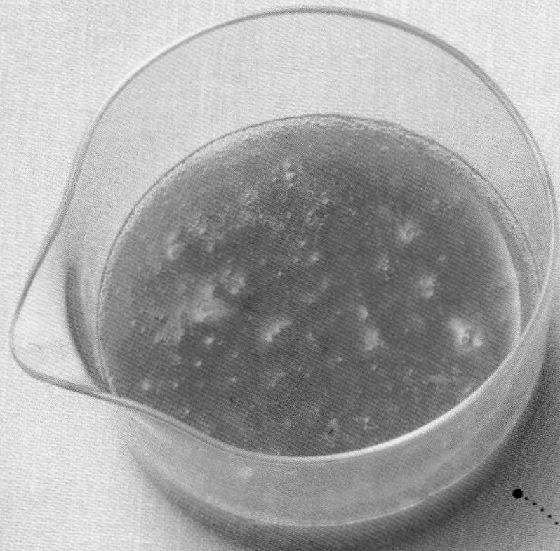

すりおろしトマトドレッシング

●玉ねぎ、レタス、パプリカ、きゅうり、ゆでたブロッコリーやにんじんなどに。
●ゆで卵、蒸し鶏、豆腐、パスタやそうめんにかけてもよし。

材料

トマト（へたと皮、種を除いてすりおろす）※……１個（150ｇ）
酢……大さじ３
砂糖……小さじ２
塩・こしょう……各少量

※皮の除き方は53ページ。少し凍らせておくとおろしやすい。

小さじ1で
2kcal　脂質0g　塩分0g

中国風ねぎだれ

●蒸しなす、パプリカ、玉ねぎ、豆腐、刺し身に。
●蒸し鶏、焼き魚など、ボリュームのある主菜のたれにしてもＯＫ！

材料

ねぎ（みじん切り）……10㎝分
しょうゆ……大さじ３
酢……大さじ２
砂糖・すり白ごま……各大さじ１
豆板醤（好みで）……少量
しょうが・にんにく（各みじん切り）……各少量

小さじ1で
6kcal　脂質0.1g　塩分0.4g

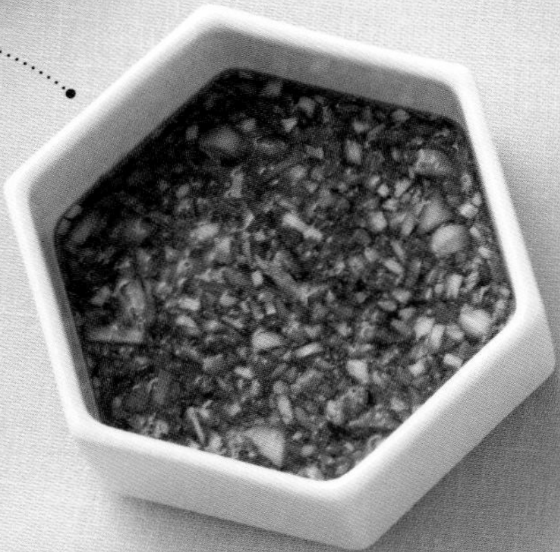

シーザーサラダ風ドレッシング

●ゆでる、蒸す、焼くなどしたにんじん、パプリカ、カリフラワー、ブロッコリー、じゃが芋、かぼちゃなどに。
●ゆで卵や蒸し鶏にもぴったり。

材料

プレーンヨーグルト……1/2カップ
レモン果汁……大さじ１
粉チーズ・砂糖……各小さじ１
にんにく（すりおろす）……少量

小さじ1で
4kcal　脂質0.2g　塩分0g

食べたい！とリクエストが多い、カレー、ラーメン、サンドイッチ、ドリア。おなかにやさしいノンオイルで作ります。

これが食べたい！一皿料理

辛くない本格チキンカレー

スパイシーに感じるのに、不思議と辛くない。カレー粉不使用のカレーです。

材料／2人分

温かいごはん……300g
鶏もも肉……1枚（220g）
a
- ホールトマト缶詰め……200g
- プレーンヨーグルト……100g
- 玉ねぎ（すりおろす）……95g
- しょうが・にんにく（各すりおろし）各1かけ分
- 塩・ターメリック……各小さじ1/2
- クミン（粉）・コリアンダー（粉）……各小さじ1

にんじん……60g
じゃが芋……100g
b
- はちみつ……小さじ1～2
- しょうゆ・オイスターソース・インスタントコーヒー……各小さじ1

作り方

1 鶏肉は皮を除き、一口大に切る。aを混ぜ合わせ、鶏肉にからめて冷蔵庫に一晩おく。
2 にんじんは小さめの一口大に切り、塩少量（分量外）を加えた湯でゆでる。じゃが芋はラップに包んで電子レンジで3分加熱し、あら熱がとれたら皮をむいて一口大に切る。
3 なべに1の鶏肉をつけ汁ごと入れ、水1カップを加えて火にかける。アクを除きながら、弱火～中火で30分ほど煮る。
4 bを加え混ぜ、2を加えて3分煮る。
5 器にごはんを盛り、4をかける。

1人分　505kcal　脂質6.7g　塩分2.3g

野菜たっぷりノンオイルラーメン

具をいためずにスープで煮る、野菜たっぷりのノンオイルラーメンです。

材料／2人分

低脂肪の中華めん（商品名「まんぞく君」17ページ）……2個（乾224g）※
鶏もも肉……80g
キャベツ……2枚（160g）
もやし……100g
にら……50g
にんじん・ねぎ……各20g
a
- 水……3と1/2カップ
- 酒……大さじ4
- 顆粒鶏がらだし・しょうゆ……各小さじ2
- 塩・こしょう……各少量
- にんにく（薄切り）……6枚

小ねぎ（小口切り）……大さじ2
すり白ごま……小さじ2

作り方

1 鶏肉は皮を除いて一口大に切る。
2 キャベツは3cm角に切る。もやしはひげ根を除き、にらは4cm長さに切る。にんじんは短冊切りにし、ねぎは斜め薄切りにする。
3 なべにaを入れて火にかけ、沸騰したら1を加えて火を通す。にんにくをとり出し、2の野菜を加え、野菜に火が通るまで中火でゆっくりと煮る。
4 別のなべにたっぷりの湯を沸かし、中華めんを袋の表示に従ってゆでる。ざるにあげ、湯をしっかりきって丼に等分に入れ、3を注ぎ入れる。
5 好みで、小ねぎやすりごまをふる。

1人分　423kcal　脂質4.2g　塩分3.0g

※商品に添付のスープは使わない。

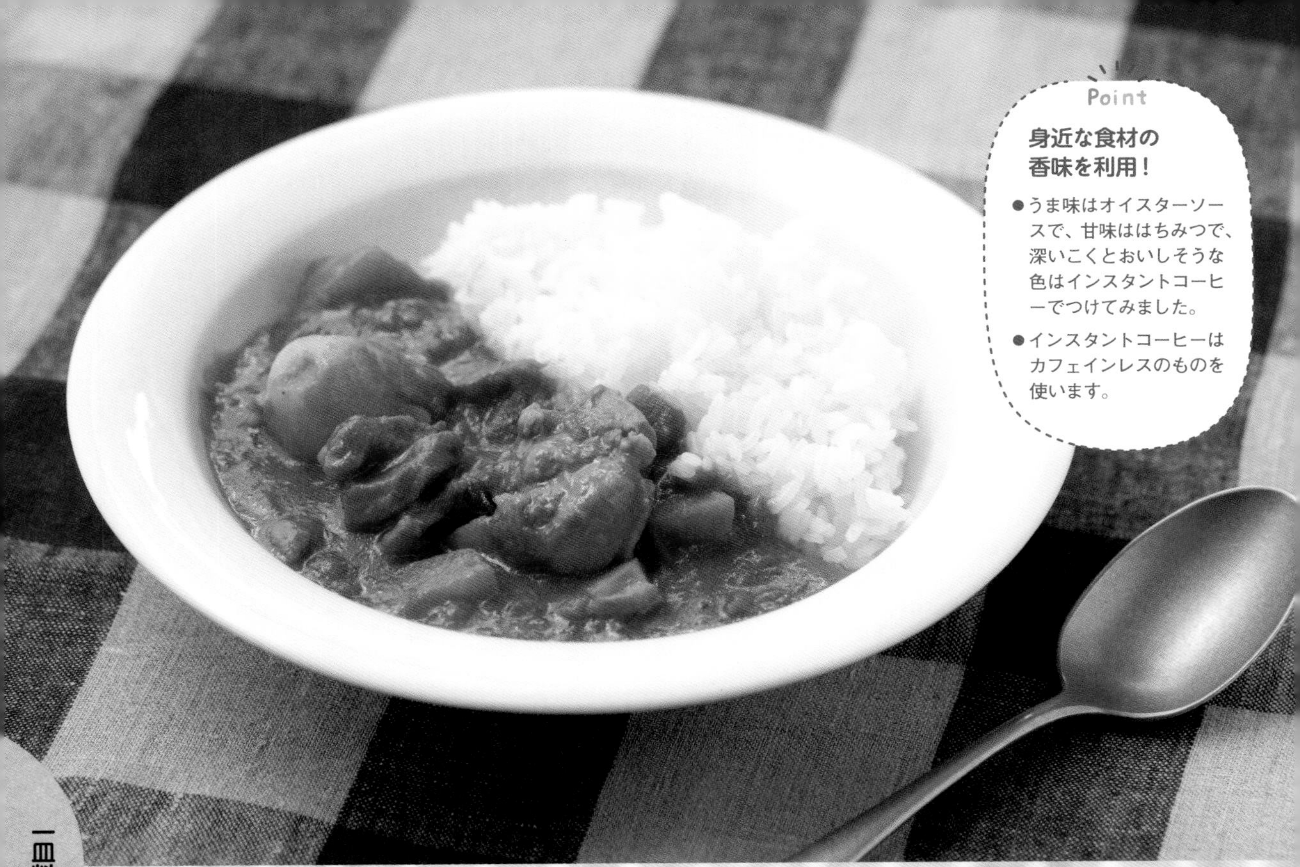

Point

身近な食材の香味を利用！

- うま味はオイスターソースで、甘味ははちみつで、深いこくとおいしそうな色はインスタントコーヒーでつけてみました。
- インスタントコーヒーはカフェインレスのものを使います。

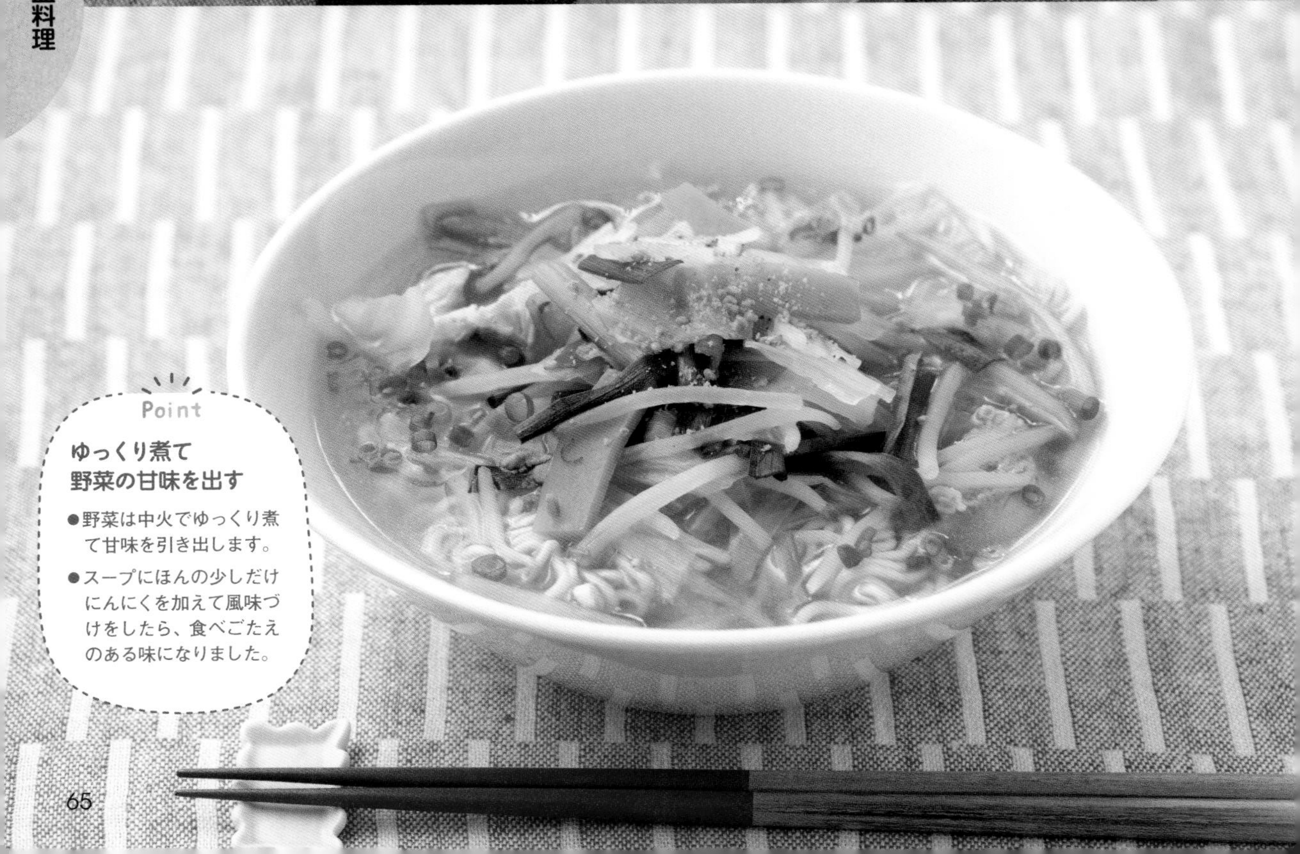

Point

ゆっくり煮て野菜の甘味を出す

- 野菜は中火でゆっくり煮て甘味を引き出します。
- スープにほんの少しだけにんにくを加えて風味づけをしたら、食べごたえのある味になりました。

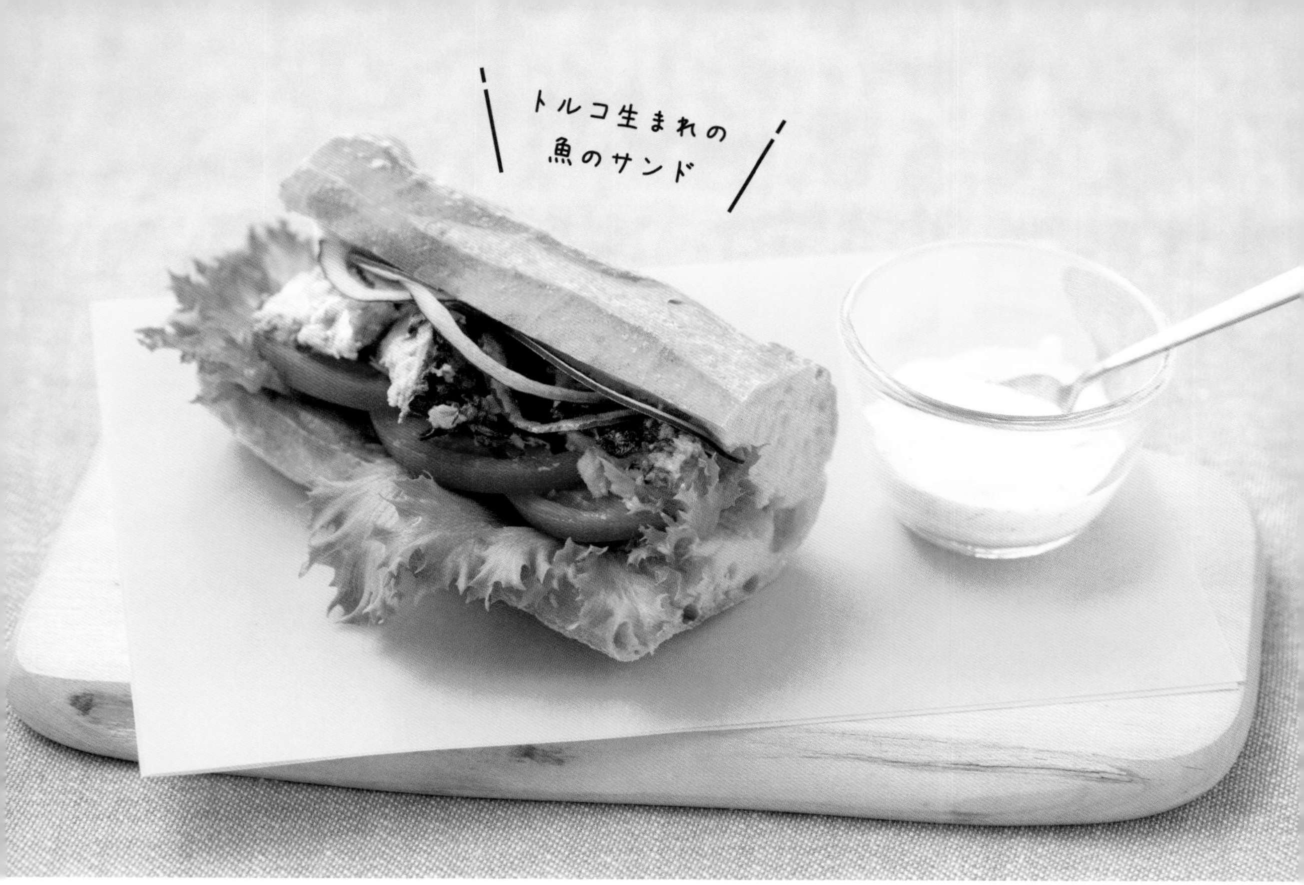

サバサンド

ストックしてあるサバ缶で。サバは意識して食べたい青背魚の一つです。

材料／2～3人分

フランスパン……1本（153g）
サバ水煮缶詰め……1缶（180g）
a ジンジャーパウダー・カイエンペッパー※……各少量
トマト……小1個（150g）
紫玉ねぎ……30g
レタス……1枚（40g）
b プレーンヨーグルト……80g
にんにく（すりおろす）……少量
塩……ひとつまみ
こしょう・ジンジャーパウダー・カイエンペッパー……各少量

※赤とうがらしのみを原料にした辛味のある香辛料。別名「チリペッパー」。似たものに「チリパウダー」があるが、こちらは赤とうがらしをベースにクミンやオレガノなどを組み合わせたミックススパイスである。

作り方

1 サバ缶は缶汁をきり、さらにキッチンペーパーで汁けをふきとり、aをふる。
2 トマトはへたと皮、種を除き（53ページ）、薄切りにする。紫玉ねぎは横に薄く切る。レタスは食べやくちぎる。
3 bは混ぜ合わせる（ヨーグルトソース）。
4 フランスパンは2つか3つに切り分け、厚みの真ん中に切り込みを入れる。レタス、トマト、サバ、紫玉ねぎの順に重ねてはさむ。
5 器に4を盛って3のヨーグルトソースを添え、サバにかけながら食べる。

Point
いつもとは違う サバ缶の食べ方で
- サバ缶、トマト、ヨーグルトソースの相性は抜群。
- サバはDHAやEPAに代表されるω《オメガ》-3系（n-3系脂肪酸。30ページ）を多く含みます。

1人分 423kcal 脂質10.4g 塩分2.3g

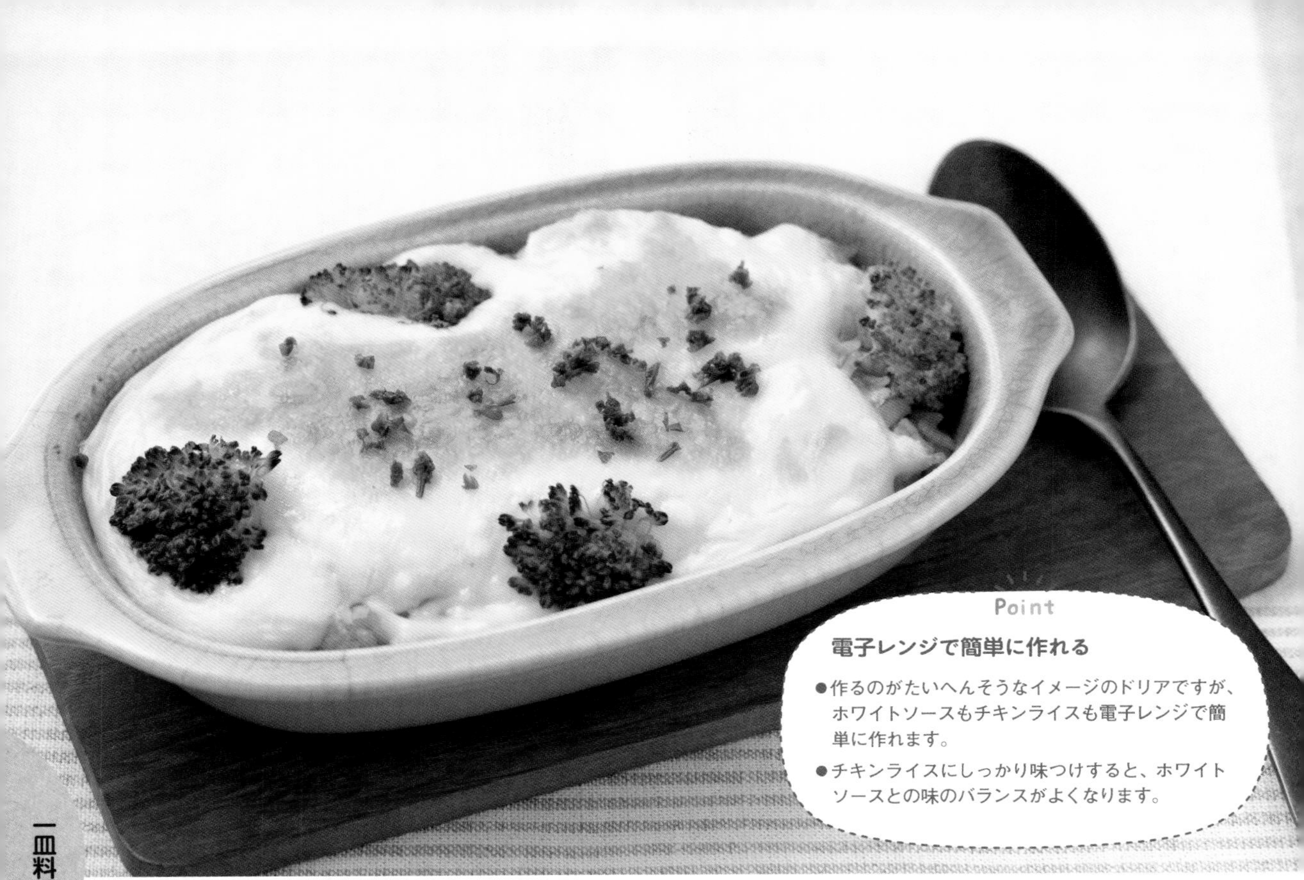

Point

電子レンジで簡単に作れる

- 作るのがたいへんそうなイメージのドリアですが、ホワイトソースもチキンライスも電子レンジで簡単に作れます。
- チキンライスにしっかり味つけすると、ホワイトソースとの味のバランスがよくなります。

ノンオイルのチキンドリア

とろりチーズのあつあつドリアはみんなの大好物！

材料／2人分

a
- 鶏もも肉……100g
- 塩……少量
- 玉ねぎ……100g
- にんじん……40g
- ホールトマト缶詰め……100g
- トマトケチャップ……大さじ2

ごはん……200g

- 小麦粉……大さじ2
- 顆粒ブイヨン……小さじ1/2
- 豆乳（成分無調整）……1カップ

ブロッコリー……60g

低脂肪チーズ（15ページ）……30g

1人分

397kcal	脂質7.1g	塩分1.5g

作り方

1 鶏肉は皮を除いて1㎝角に切り、塩をふる。玉ねぎはあらみじん切りにし、にんじんは薄いいちょう切りにする。

2 耐熱ボールにaの材料をすべて入れて混ぜ、ふんわりとラップをかけて電子レンジで3分加熱する。とり出して混ぜ、さらに2分加熱する。

3 ごはんを加えて混ぜ合わせる（チキンライス）。

4 別の耐熱ボールに小麦粉とブイヨンを入れてよく混ぜる。豆乳を大さじ1加え、かたまりがないように泡立て器でよく混ぜる。残りの豆乳を加え混ぜる。

5 ラップをせず、電子レンジで2分加熱する。いったんとり出し、泡立て器でよくかき混ぜてさらに電子レンジで2分加熱し、なめらかになるまでよく混ぜる（ホワイトソース）。

6 ブロッコリーは小房に分けてラップに包み、電子レンジで40秒加熱する。

7 グラタン皿2つに3のチキンライスを等分に入れ、5のホワイトソースを等分にかける。ブロッコリーを添えてチーズを等分に散らす。

8 オーブントースターで焼き色がつくまで焼く。

おなかがすいたら自分でなにか作れるようになりたい……そんな願いがかなうレシピです。材料表は、わかりやすく1人分で示します。
最初はおうちの人といっしょに作ってみて、料理のコツや技を教えてもらいましょう。

ひとりで作るごはん

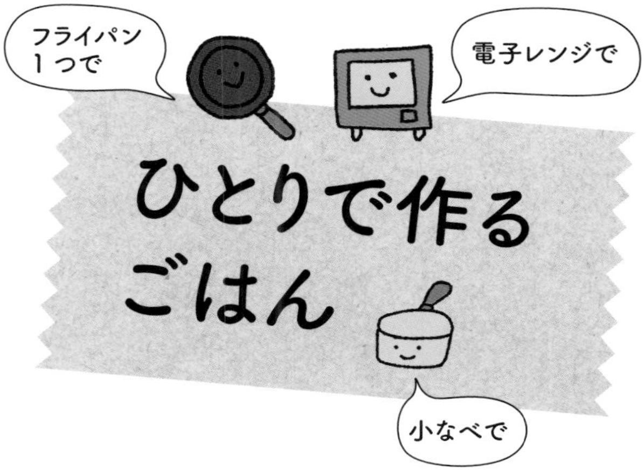

ナポリタン

スパゲティをゆでる、味をつける、すべて1つのフライパンででき上がり！

材料／1人分

a
- スパゲティ……乾80ｇ
- 水……1と1/2カップ
- 塩……ひとつまみ

- ウインナソーセージ 1本（20ｇ）
- 玉ねぎ……48ｇ
- ピーマン……1/2個（13ｇ）

b
- トマトケチャップ…大さじ4
- オイスターソース 小さじ1/2

- 塩・こしょう……各少量

1人分
438kcal　脂質7.1ｇ　塩分3.0ｇ

作り方

1 ウインナは斜めに薄く切る。玉ねぎは薄切りにし、ピーマンはへたと種を除いて5～6㎜幅に切る。
2 フライパンにaの水を入れて沸かし、塩を加える。スパゲティを半分に折って入れ、混ぜながらゆでる。袋の表示のゆで上がり3分前になったら1を加え、いっしょにゆでる（写真）。
3 bを加えてからめ、火を強めて汁けが少なくなるまで加熱する。塩とこしょうをふる。

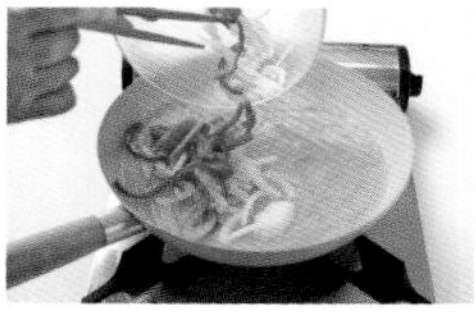

スパゲティと具をいっしょにゆでます。

焼きとり丼

食欲をそそる甘辛味。鶏肉もねぎもいっしょにフライパン焼きにします。

材料／1人分

- 温かいごはん……150ｇ
- 鶏もも肉……100ｇ
- ねぎ……10㎝（10ｇ）

a
- しょうゆ・みりん・砂糖……各大さじ1

- さやいんげん（ゆでる）……適量

1人分
443kcal　脂質4.6ｇ　塩分2.8ｇ

作り方

1 鶏肉は皮を除き、大きめの一口大に切る。ねぎは2㎝長さに切る。
2 フライパンを熱し、鶏肉を入れて中火で焼く。焼き色がついたら裏返し、全体をこんがりと焼く。
3 フライパンのあいている所にねぎを入れ、焼き色がつくまで焼く。aを加え、ふたをして蒸し焼きにする。鶏肉に火が通ったら、ふたをとって照りよく煮つめる。
4 丼にごはんを盛り、3をのせる。さやいんげんを斜め薄切りにしてのせる。

Point
香ばしく焼いてから蒸し焼きに
- ねぎは焼き色をつけると香ばしくなり、中もとろりとおいしくなります。
- 鶏肉も焼き色をつけたら、ふたをしてじっくり蒸し焼きにして火を通します。
- なべが薄い場合は焦げやすいので、途中で水を少し加えてください。

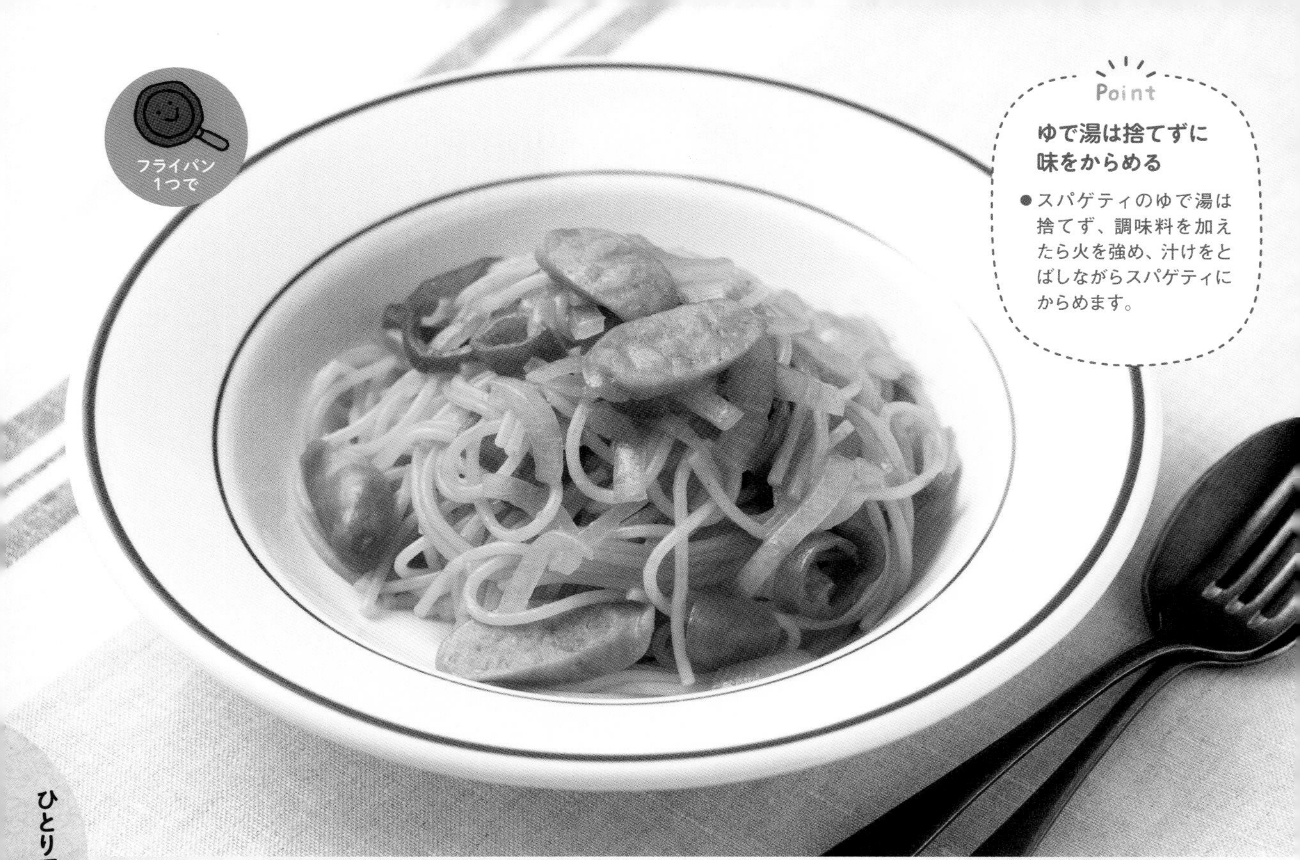

フライパン
1つで

Point

ゆで湯は捨てずに味をからめる

- スパゲティのゆで湯は捨てず、調味料を加えたら火を強め、汁けをとばしながらスパゲティにからめます。

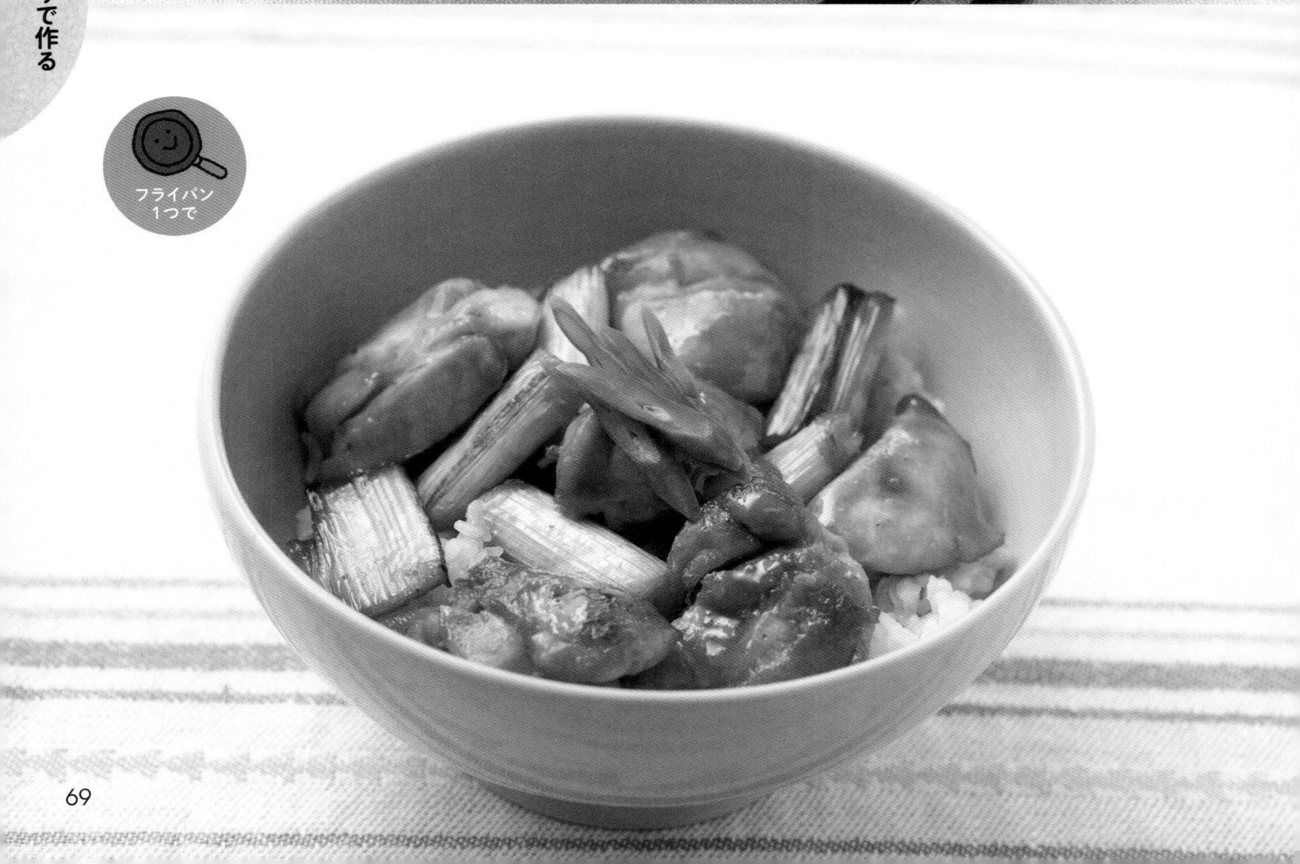

フライパン
1つで

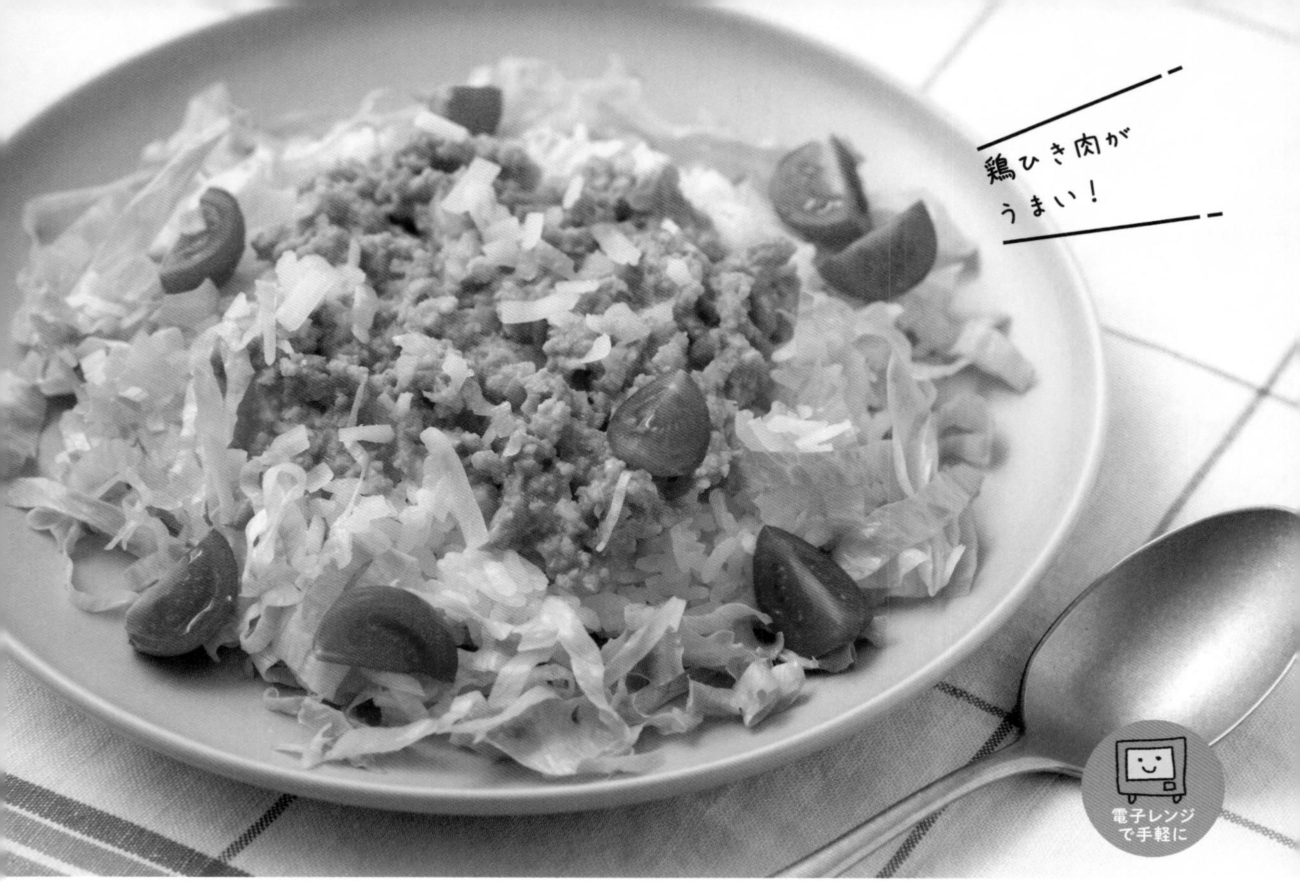

タコライス

おなじみの沖縄料理。がっつり味だけどさっぱりと食べられます。

材料／1人分

温かいごはん		150 g
鶏ひき肉		75 g
a	トマトケチャップ	大さじ1
	中濃ソース	大さじ1/2
	塩	少量
玉ねぎ		30 g
にんにく		小1/2かけ
レタス		1枚（40 g）
ミニトマト		2個（20 g）
低脂肪チーズ（15ページ）		3 g

作り方

1 玉ねぎとにんにくはそれぞれみじん切りにする。レタスはせん切りにし、ミニトマトは縦4つに切る。

2 耐熱容器にひき肉とaを入れてよく混ぜ、玉ねぎとにんにくを加えて混ぜる。

3 ふんわりとラップをかけ、電子レンジで4分加熱する。いったんとり出してよく混ぜ、さらに1分加熱する。

4 器にごはんを盛り、まわりにレタスを盛ってミニトマトを散らす。真ん中に3をのせ、チーズを散らす。

Point

ケチャップとソースを合わせて

- トマトケチャップと中濃ソースのしっかり味でごはんが進みます。
- 鶏ひき肉は調味料を加えてよく混ぜ合わせてから加熱すると、味がしっかりつきます。
- 玉ねぎのみじん切りは少しコツがいります。やり方はおうちの人に聞いてみましょう。

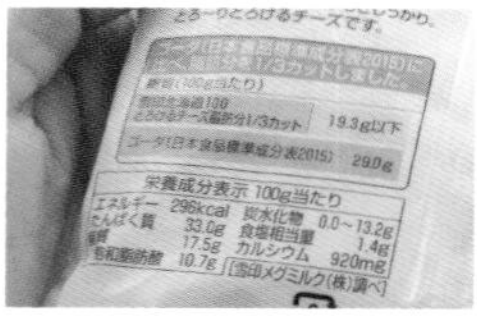

低脂肪の食材は心強い味方。商品のパッケージには栄養表示があるので、脂質量を確認し、選ぶ習慣をつけたいですね。

1人分 429kcal 脂質9.1 g 塩分2.3 g

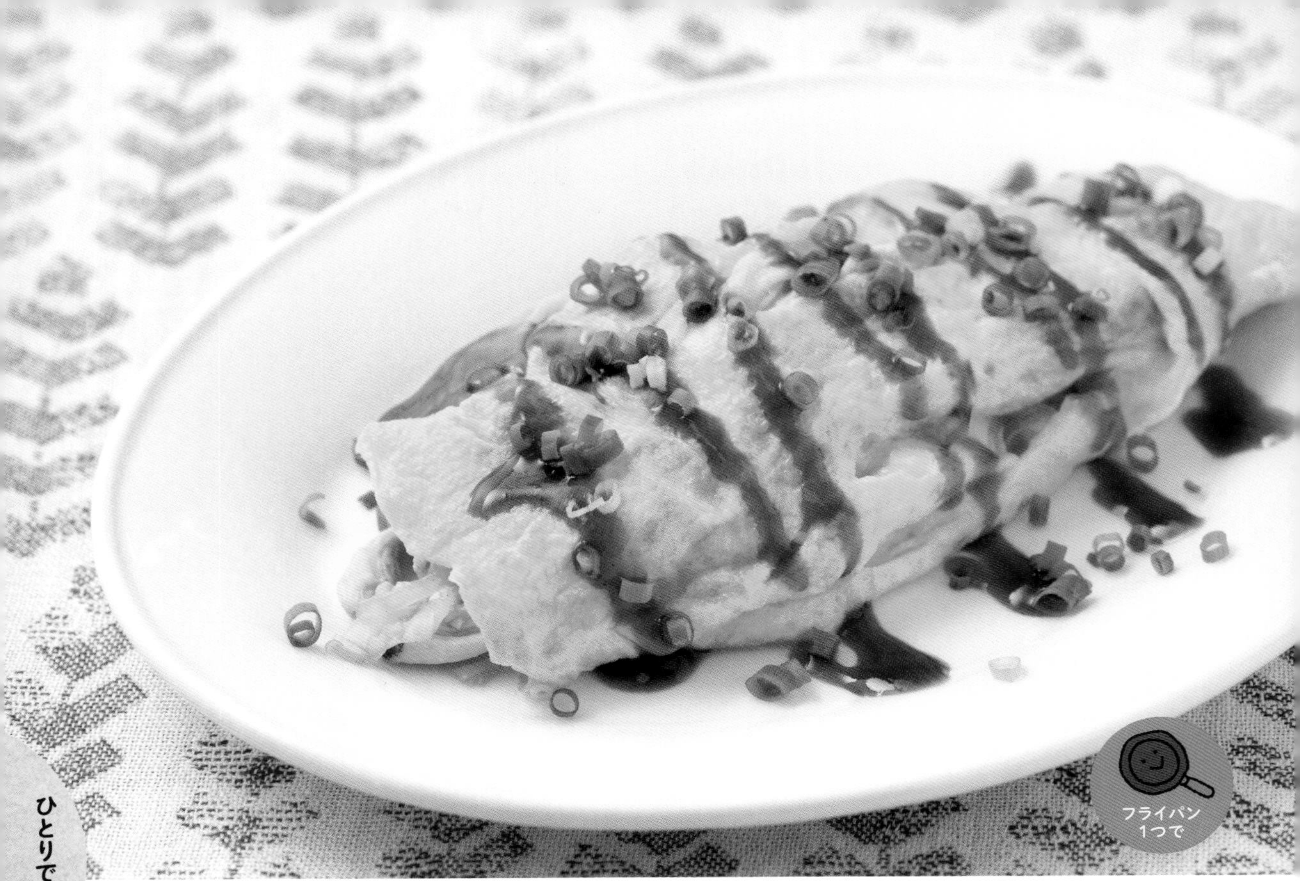

フライパン
1つで

とんぺい焼き

肉、卵、野菜、もちが入ったボリュームある一皿。たっぷりのソースがくせになります。

材料／1人分

鶏ささ身		1本（50g）
キャベツ		50g
玉ねぎ		25g
切りもち		1個（50g）
a	中濃ソース	大さじ1/2
a	塩・こしょう	各少量
卵（割りほぐす）		2個（110g）
お好み焼きソース		大さじ2
小ねぎ（小口切り）		適量

作り方

1 ささ身は筋を除き（写真）、細切りにする。キャベツと玉ねぎはせん切りにする。
2 フライパンにささ身を入れてキャベツと玉ねぎをのせ、ふたをして弱火〜中火で30秒ほど蒸し焼きにする。
3 もちをのせ、ふたをして蒸し焼きにし、もちがやわらかくなったらaをかける。
4 3をフライパンの端に寄せ、あいている所に卵を流し入れて広げ、大きく混ぜて半熟になったら3をのせて包む。
5 器に盛り、ソースをかけて小ねぎを散らす。

Point

卵はとろとろの半熟状に

- もち入りでおなかにたまります。火加減は弱火と中火の間がベスト！
- とろとろの卵がおいしい。コツは、充分に温まったフライパンに卵を一気に流し入れ、大きく混ぜて半熟にし、手早く具を包むことです。

a
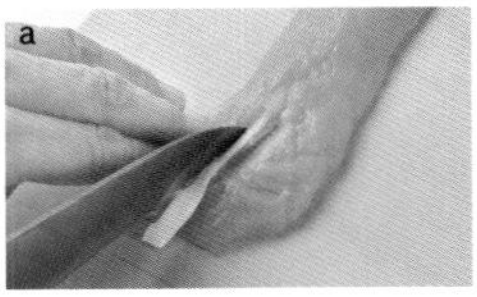

b
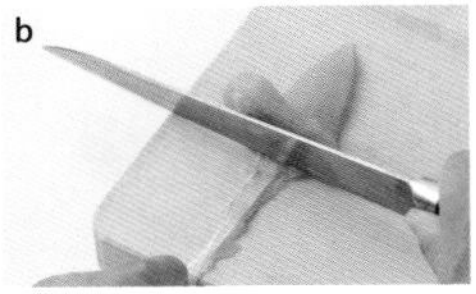

白い筋の両側に切り目を入れる（a）。筋が下になるように裏返して置き、筋をしっかり持って包丁を当て、反対側にしごいてはがす（b）。

1人分 410kcal 脂質10.8g 塩分3.5g

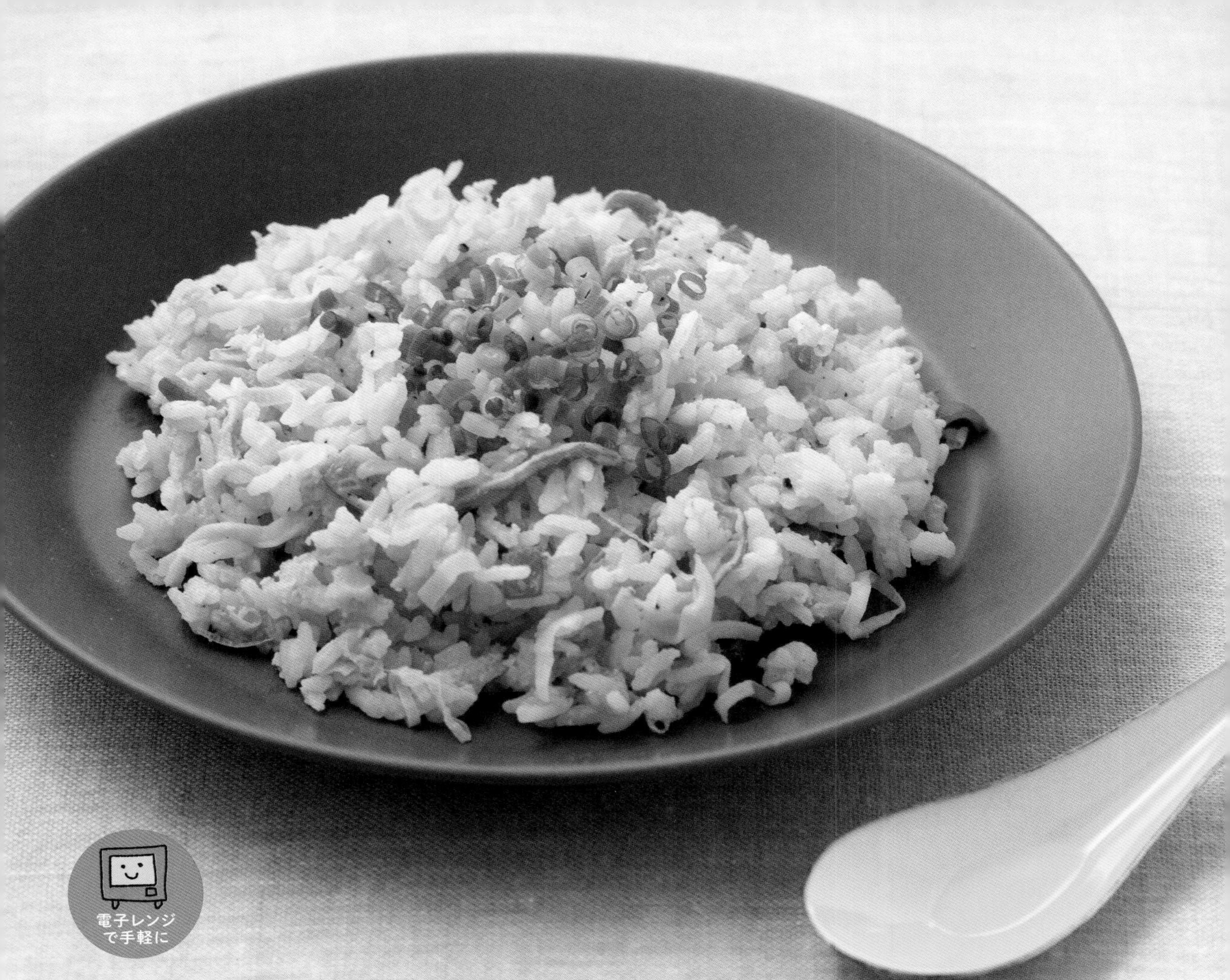

チャーハン

人気のチャーハンも電子レンジで手間なし&ノンオイル調理！

材料／１人分

ごはん……150ｇ
卵……1個（55ｇ）
カニ風味かまぼこ……２本（20ｇ）
ピーマン……1/2個（13ｇ）
ねぎ……10㎝（10ｇ）
顆粒鶏がらだし・しょうゆ……各小さじ1/2
塩・こしょう……各少量
小ねぎ（小口切り）……適量

1人分

343kcal　脂質5.5ｇ　塩分2.3ｇ

作り方

1 カニかまはほぐす。ピーマンはへたと種を除いて７㎜角に切り、ねぎは薄い輪切りにする。
2 耐熱容器にごはんを入れ、卵を割りほぐして入れる。さらに小ねぎ以外の材料を加え、全体を混ぜる。
3 ラップをせずに電子レンジで１分30秒加熱する。いったんとり出し、かき混ぜてさらに１分加熱する。全体がしっとりしているならさらに20秒ほど、ぱらぱらになるまで混ぜて加熱する。
4 皿に盛り、小ねぎを散らす。

Point

ラップをかけず ぱらりと仕上げる

- 材料を混ぜて電子レンジでチン！　ラップなしのほうが、水分が抜けてぱらりとでき上がります。
- すぐに火が通るもの、生で食べられるものを具材にすると、失敗なしで作れます。

親子丼

卵はさまざまな栄養素をバランスよく含む食材。電子レンジでとろとろに加熱します。

材料／1人分

温かいごはん	150g
鶏胸肉	70g
玉ねぎ	50g
卵	1個（55g）
a　だし※	大さじ2
a　みりん・しょうゆ	各大さじ1
a　砂糖	小さじ2
小ねぎ（小口切り）	適量

※こんぶからとっただし、カツオからとっただし、両方を合わせただしのどれでもよい。

1人分

483kcal　脂質6.5g　塩分2.9g

作り方

1 鶏肉は皮を除いて細く切る。玉ねぎは薄切りにする。

2 耐熱ボールに1とaを入れて混ぜ、ラップをふんわりとかけ、電子レンジで3分加熱して鶏肉に火を通す。

3 卵を割りほぐして2に加え混ぜ、ラップをふんわりとかけ、電子レンジで1分、卵が半熟状になるまで加熱し、そのまま1分おいて蒸らす。

4 丼にごはんを盛って3をのせ、小ねぎを散らす。

Point

卵は余熱で加熱を

- 鶏肉は、肉の繊維を断ち切るように細く切ると、やわらかな食感になります。
- 鶏肉に完全に火が通ってから卵を加え、少し早いかな？と思うところで加熱を止めます。余熱を利用することが、半熟とろとろに作るコツ。

レンチンなのに
卵がとろとろ

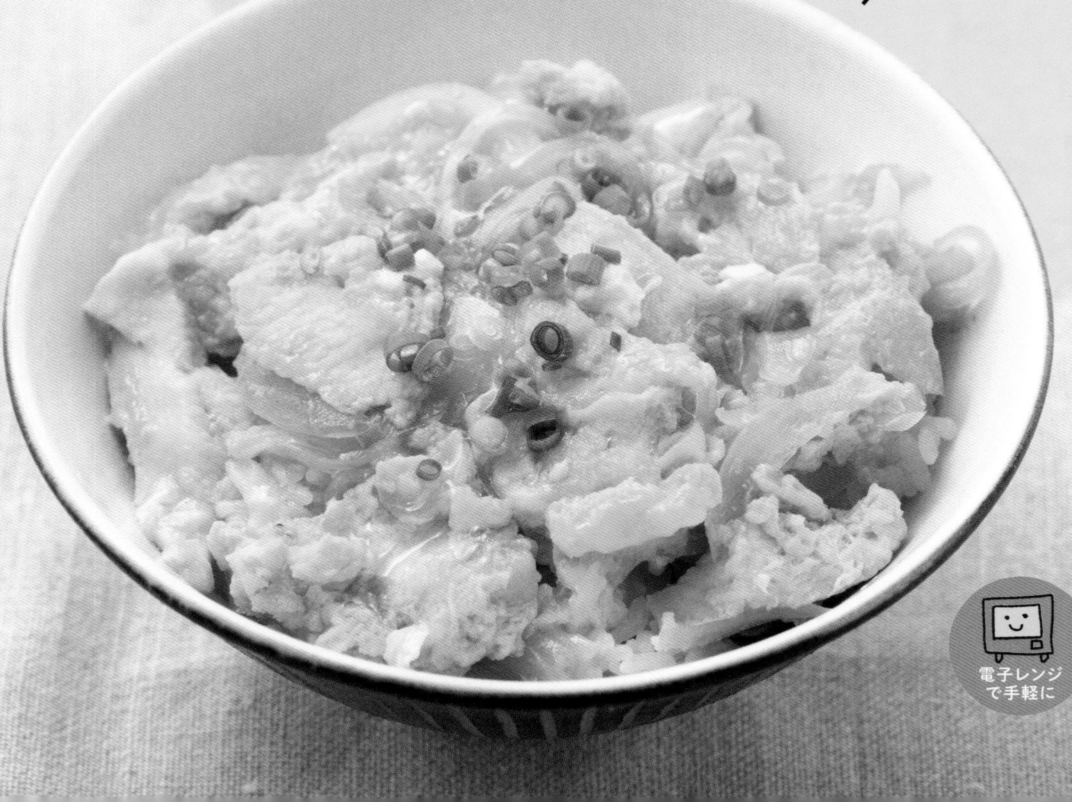

電子レンジで手軽に

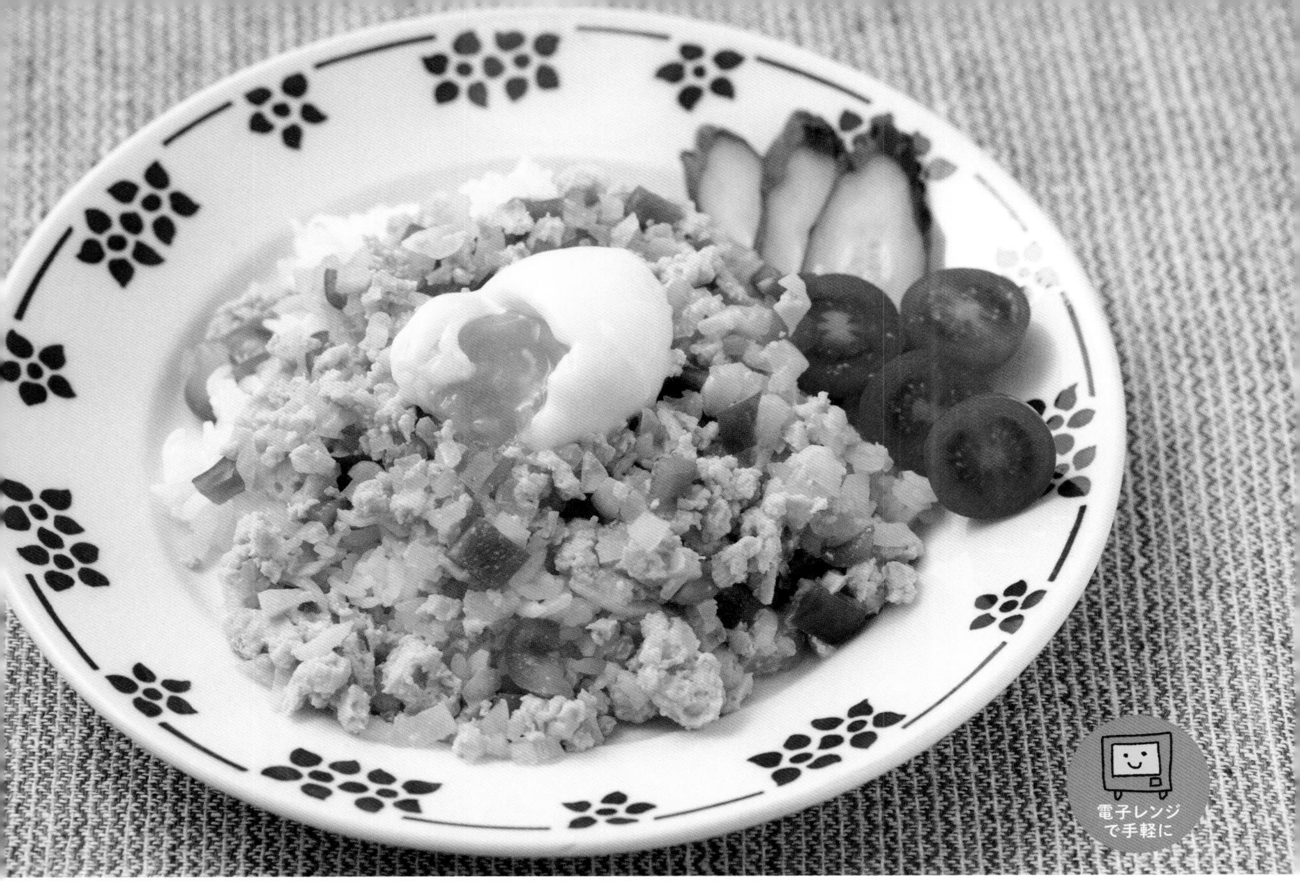

ガパオライス

肉と野菜をいためてごはんにかけるタイ風の料理を、ノンオイルにアレンジ。

材料／1人分

温かいごはん	150g
鶏ひき肉	70g
a 砂糖・しょうゆ※	各大さじ1/2
a レモン果汁	小さじ1
a しょうが・にんにく（各すりおろし）	各小さじ1
a オイスターソース	小さじ1弱
玉ねぎ	50g
ピーマン	1/2個
一味とうがらし	少量
温泉卵	1個
ミニトマト（半分に切る）	2個
きゅうり（斜め薄切り）	3枚

※またはナンプラー。

作り方

1 玉ねぎはみじん切りにし、ピーマンはへたと種を除いて1cm角に切る。
2 耐熱容器に鶏ひき肉とaを入れてよく混ぜ、玉ねぎを加えて混ぜる。ふんわりとラップをかけ（写真）、電子レンジで2分加熱する。
3 ピーマンと一味とうがらしを加え混ぜ、電子レンジでさらに1分加熱する。
4 器にごはんを盛り、3をかける。温泉卵をのせ、ミニトマトときゅうりを添える。

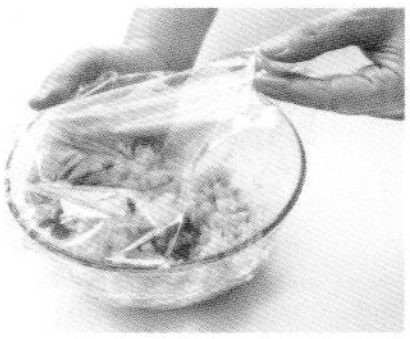

ラップを大きめに切って器にかけ、真ん中を内側から少し押し上げて空間を広げると、ふんわりとかけられます。

Point
ラップのかけ方のコツ

- ラップをふんわりかけると電子レンジの熱がまわりやすく、加熱むらを防ぎます。
- ピーマンはあとで加えると、かりかりとした食感を楽しめます。バジルを加えると本格的な味わいに。

1人分 **501**kcal
脂質**13.2**g 塩分**2.5**g

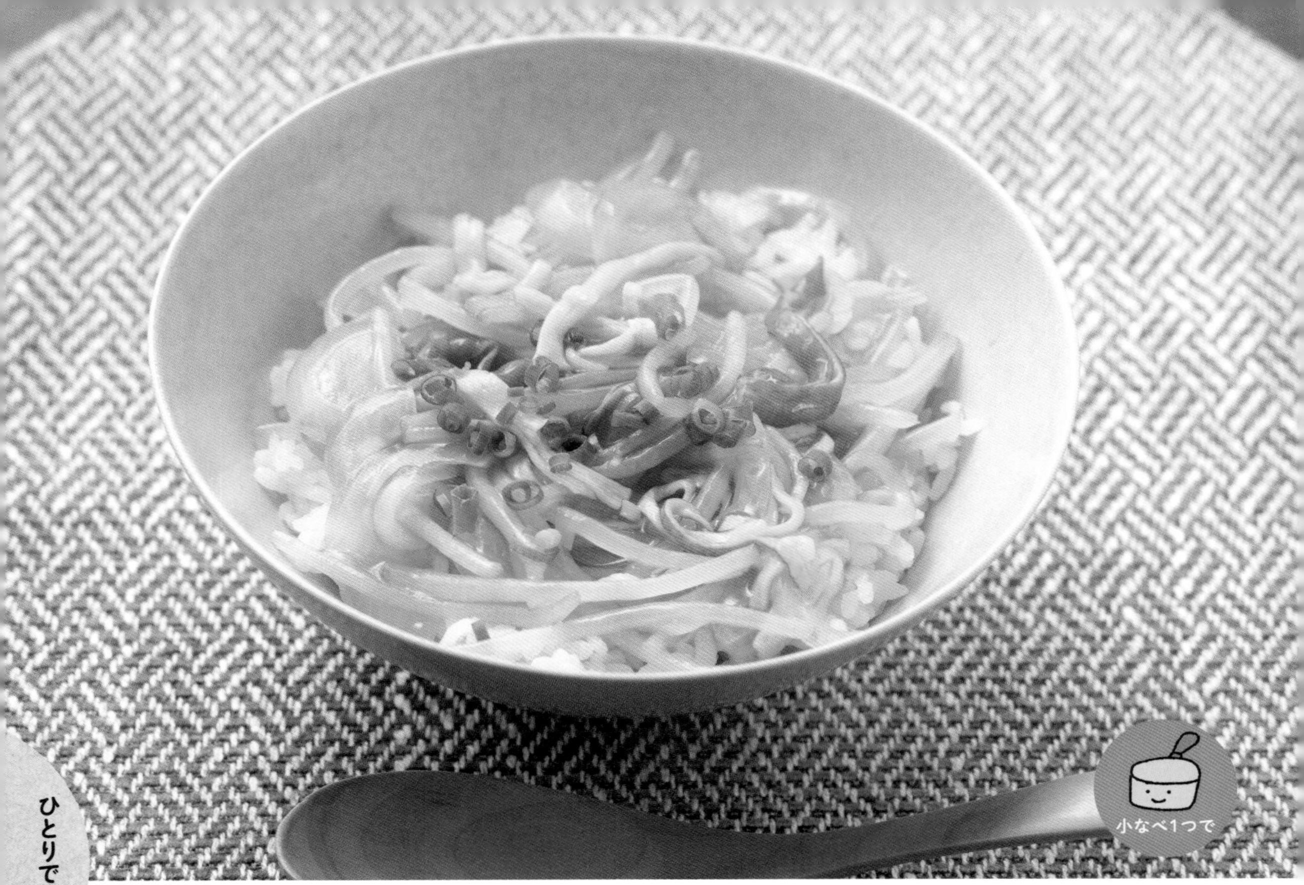

もやしとカニかまのあんかけ丼

体調が心配なときも食べやすい、とろりとした口当たりの丼です。

材料／1人分

温かいごはん		150 g
もやし		50 g
玉ねぎ		20 g
カニ風味かまぼこ		2本（20 g）
a	水	1/2カップ
	顆粒鶏がらだし	小さじ1/2
	酒	小さじ2
	しょうゆ	小さじ1
	塩	ひとつまみ
	かたくり粉	小さじ1
	水	小さじ2
小ねぎ（小口切り）		適量

作り方

1. もやしは洗い、ひげ根を除く。玉ねぎは薄切りにする。カニかまはあらくほぐす。
2. 小なべにもやしと玉ねぎ、aを入れて火にかけ、ふたをして煮る。
3. 玉ねぎがしんなりとなったらカニかまを加えて煮立て、分量の水でといたかたくり粉を加えてとろみをつける。
4. 丼にごはんを盛り、3をかけて小ねぎを散らす。

Point

おなかにやさしい味もやさしい

- おなかに安心の食材を組み合わせて。体調が心配なときにもおすすめの丼です。
- 水どきかたくり粉は、ふつふつと煮立っているところに加えて手早く混ぜると、うまくとろみがつきます。

1人分　295kcal　脂質0.5 g　塩分2.2 g

一度の食事量が少ないときは、おやつもたいせつな栄養補給に。甘いもの、甘くないもの、おなかにたまるもの、いろいろご紹介します。

栄養がとれる 簡単おやつ

昔ながらのかためのプリン

昔懐かしい、かためのプリンを低脂肪牛乳で作ります。

材料／100mLの耐熱容器2個分

- 卵……2個（110g）
- 砂糖……30g
- 低脂肪牛乳…1カップ弱（180mL）
- バニラエッセンス……少量
- a
  - 砂糖……大さじ3
  - 水……大さじ1
  - 熱湯……大さじ2

作り方

1 ボールに卵を割りほぐし、砂糖と牛乳を加えてよく混ぜる。万能こし器で濾《こ》し、バニラエッセンスを加え混ぜる。

2 容器に等分に流し入れ、キッチンペーパーを敷いたバットに並べる。60℃のお湯をバットの深さ1㎝に注ぎ入れ、160℃のオーブンで約30分蒸し焼きにする。

3 カラメルソースを作る。小なべにaの砂糖と水を入れて火にかける。砂糖が茶色に焦げて煙が立ったら熱湯を加え、なべを揺すって全体を均一にする（スプーンなどでかき混ぜないこと）。

4 2に竹串を刺し、なにもついてこなければでき上がり。あら熱がとれたら冷蔵庫で冷やす。食べるときにカラメルソースを等分に流し入れる。

Point

一晩おくとさらにおいしい

- 卵液を濾すと、なめらかな食感に仕上がります。
- でき上がってすぐもおいしいのですが、冷蔵庫で一晩ねかせると味がなじみ、おいしさがアップします。

チョコレートムース

マシュマロに含まれるゼラチンを利用した、豆腐ベースの簡単デザート。

材料／100mLの容器2個分

- 絹ごし豆腐……150g
- 粉末麦芽飲料（商品名「ミロ」）……大さじ2
- マシュマロ……40g
- バナナ（輪切り）……4枚
- ブルーベリー……6個
- ミントの葉……2枝

作り方

1 耐熱ボールに豆腐を入れ、泡立て器などでぐるぐるかき混ぜてなめらかにする。粉末麦芽飲料を加えてさらにかき混ぜる。

2 マシュマロをのせ、ふんわりとラップをかけて電子レンジで2分加熱する。

3 とり出し、泡立て器でぐるぐるかき混ぜてマシュマロをとかし、なめらかにする。容器に等分に入れ、冷蔵庫で冷やしかためる。

4 バナナとブルーベリーを等分にのせ、ミントを飾る。

Point

粉末麦芽飲料で栄養プラス！

- 粉末麦芽飲料は、カルシウム、鉄、ビタミンDを補強した、成長期を意識した栄養機能食品です。おいしいココア味を利用しました。
- 豆腐を加えてたんぱく質もプラスし、不足しがちな栄養をしっかりとれるおやつにしました。
- 豆腐をよく混ぜるとなめらかなムース状になります。

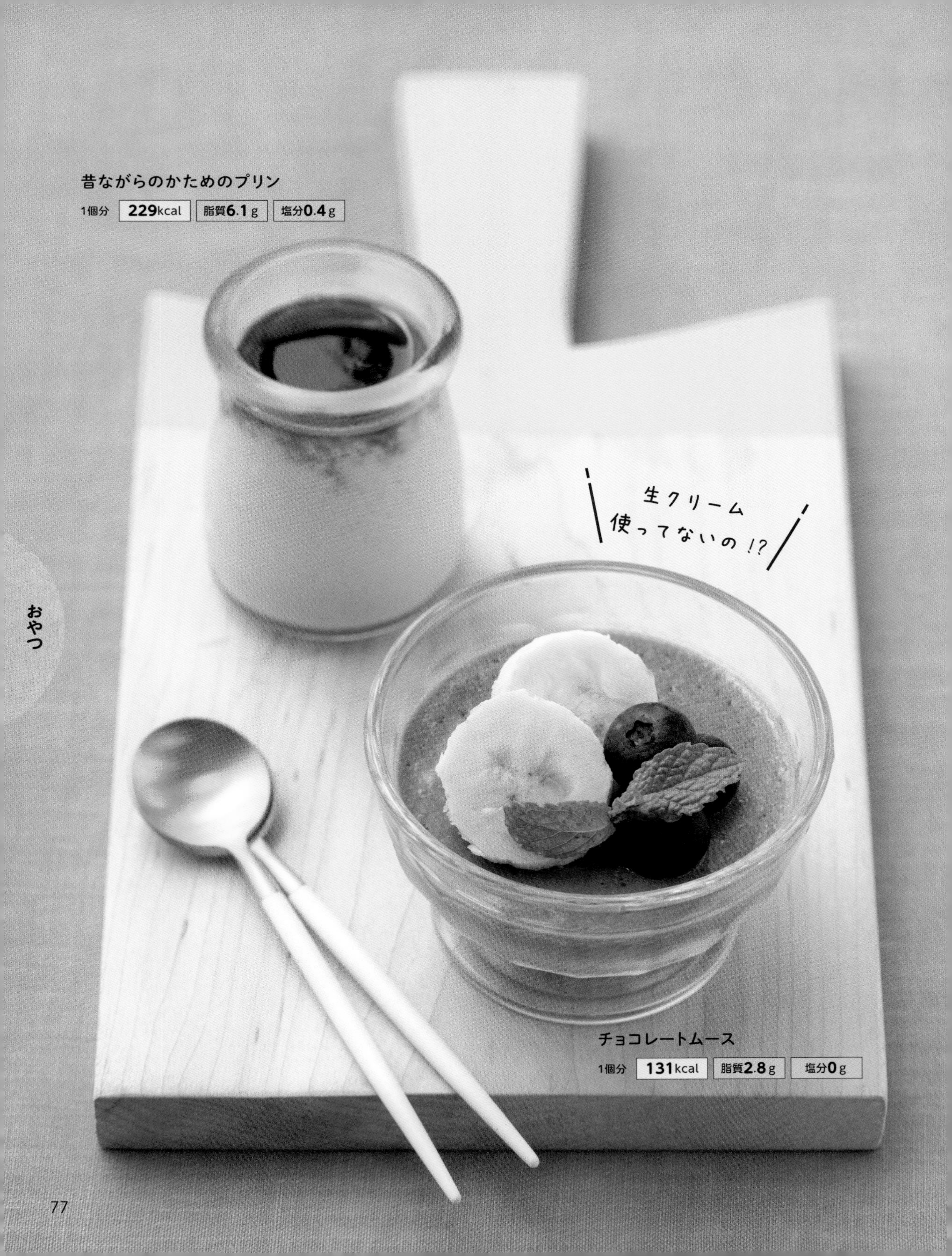

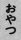

昔ながらのかためのプリン

1個分 | 229kcal | 脂質6.1g | 塩分0.4g

チョコレートムース

1個分 | 131kcal | 脂質2.8g | 塩分0g

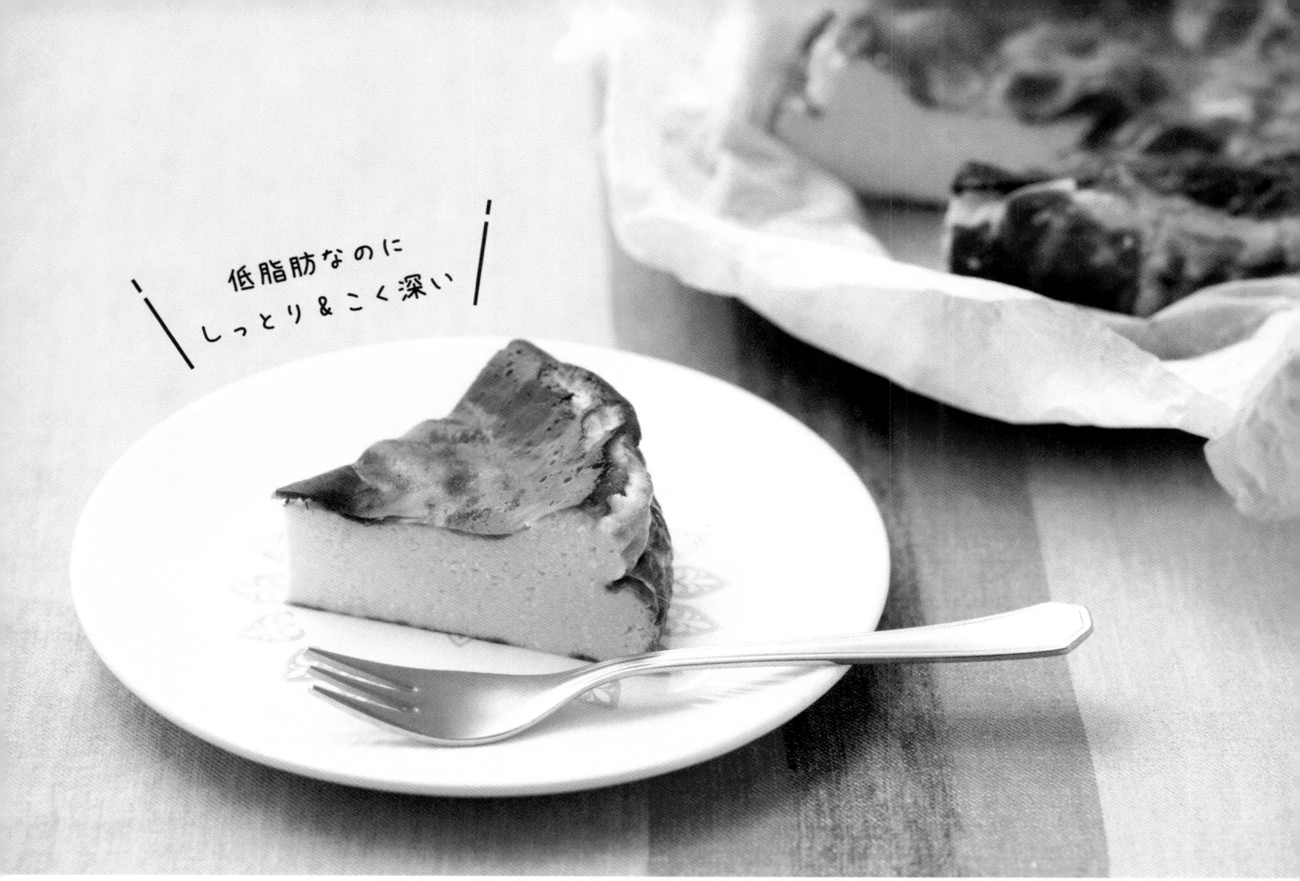

カテージチーズとヨーグルトのバスク風チーズケーキ

スペインのバスク地方の濃厚チーズケーキを、低脂肪の食材で作ります。

材料／直径15cmのケーキ型1台分

プレーンヨーグルト（無脂肪のもの）……200g
カテージチーズ（裏ごしタイプ）……200g
砂糖……70g
卵（割りほぐす）……2個（110g）
米粉……大さじ2
豆乳（成分無調整）……1/2カップ

作り方

1 ヨーグルトはキッチンペーパーを敷いたざるに入れ、冷蔵庫に一晩おいて重量が約半分になるまで水けをきる。
2 オーブンシートを水でぬらしてくしゃくしゃに丸め、広げてケーキ型に敷き込む。
3 ボールにカテージチーズと砂糖を入れ、泡立て器で混ぜてなめらかにする。卵を少量ずつ加えてはよく混ぜ、均一にする。
4 ヨーグルト、米粉、豆乳を加えてよく混ぜ、2のケーキ型に流し入れる。天板に置き、230℃に熱したオーブンで約25分焼く。
5 オーブンからとり出し、あら熱がとれたら冷蔵庫に入れて冷やす。

Point

低脂肪の材料でさっぱりと

- 本来ならクリームチーズをたっぷり使ったバスクチーズケーキも、低脂肪のカテージチーズと無脂肪ヨーグルトで作れば罪悪感なく楽しめます。
- 小麦粉の代わりに米粉を使い、グルテンフリーにしました。

1/6切れ分 134kcal 脂質3.9g 塩分0.4g

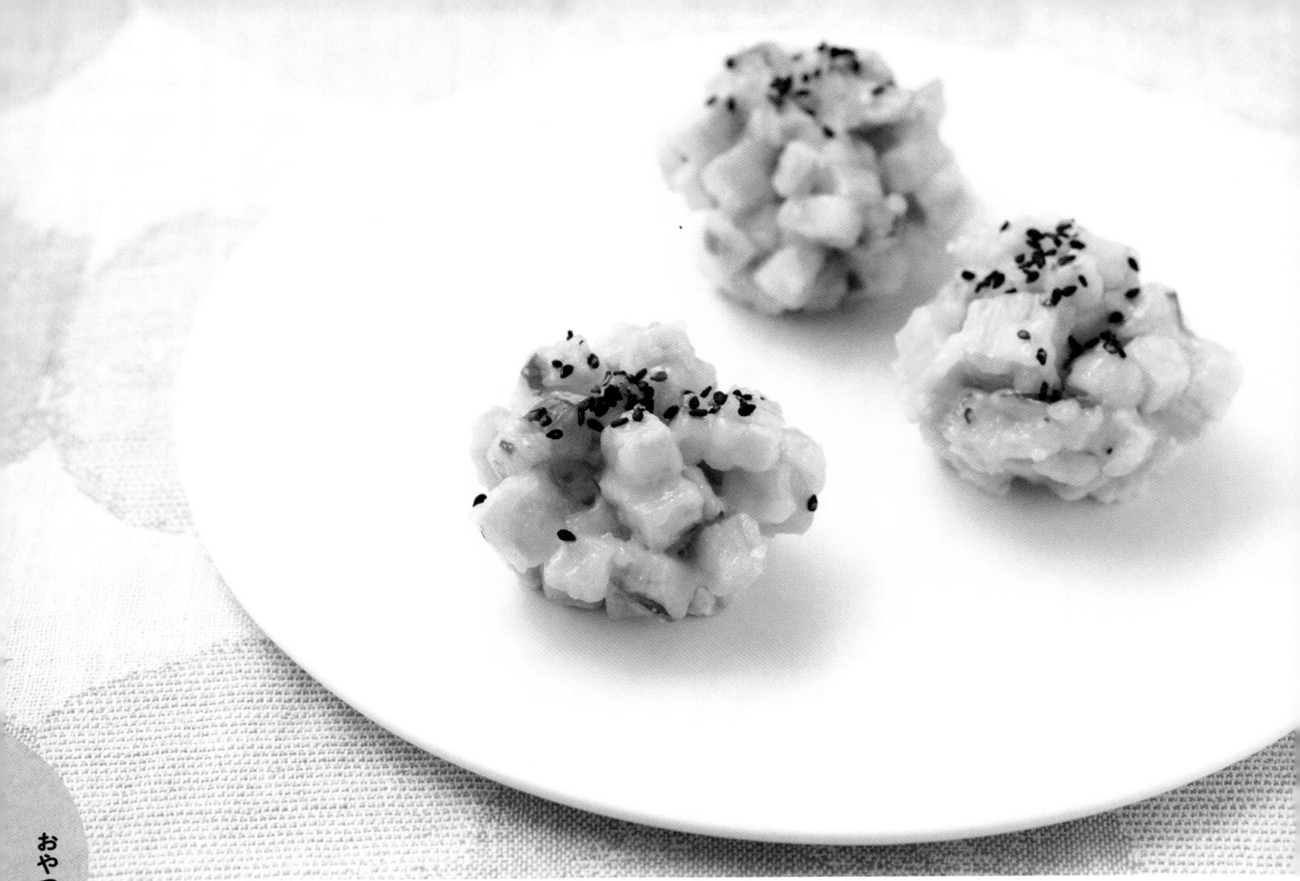

さつま芋で鬼まんじゅう

さつま芋と米粉で作る、もちもちとした素朴なおやつ。思い立ったらすぐに作れます。

材料／6個分

さつま芋	1本（180 g）
砂糖	50 g
塩	ひとつまみ
米粉	80 g
いり黒ごま	小さじ 1

作り方

1 さつま芋は皮を一部残してむき、7〜8㎜のさいの目に切る。砂糖と塩を加えてよく混ぜ、そのまま15分ほどおく。
2 1に米粉を加え、ゴムべらでよく混ぜる。米粉が水分を吸ってしっとりするまで少しおく（かわいているようなら、水少量を加えて全体をよく混ぜる）。
3 蒸し器にオーブンシートを敷いて火にかけ、蒸気が上がったら、2を1/6量ずつスプーンですくってはこんもりと置き、ふたをして15〜20分、弱めの中火で蒸す。
4 温かいうちにごまをふる。

Point

米粉にさつま芋の風味を移す

- さつま芋に砂糖と塩をまぶし、しばらくおくとさつま芋の水分が出てきます。そこに米粉を加えると、米粉にさつま芋の風味がしっかり移ります。
- ゆっくり蒸して、しっとり仕上げてください。

1個分 118kcal 脂質0.1 g 塩分0.1 g

ホットケーキミックスで

焼き上がったら、温かいうちにポリ袋に入れるかラップに包むと、しっとり感が長もちします。

焼きドーナツ

豆腐とホットケーキミックスで作る、しっとりもっちりドーナツ。

材料／6個分

	ホットケーキミックス	150 g
	絹ごし豆腐	150 g
	卵（割りほぐす）	1個（55 g）
	砂糖	大さじ3
a	シナモン（粉）	小さじ1/3
a	砂糖	小さじ2
b※	レモン果汁	小さじ1
b※	砂糖	30 g

※bは作りやすい分量。この半量を使う。

シナモン＋砂糖：1個分

144kcal　脂質2.6 g　塩分0.3 g

レモン汁＋粉糖：1個分

155kcal　脂質2.6 g　塩分0.3 g

作り方

1 ボールに豆腐を入れ、泡立て器でなめらかになるまで混ぜる。卵と砂糖を加え、全体が均一になるまでさらに混ぜ、ホットケーキミックスを加えて混ぜる。

2 天板にドーナツ型を並べ、1の生地を型の6分目まで等分に流し入れる。180℃に熱したオーブンで15～20分焼く。

3 型からはずして網にとる。ドーナツが冷めたら、3個にはaを混ぜ合わせてこし器を通してふる。残り3個には、混ぜ合わせたbをスプーンの背かはけで塗る。

Point

バターなしでももちもちドーナツ

- バターの代わりに絹ごし豆腐を加え、しっとりもっちりの食感を出します。
- 生地は焼くとふくらむので、ドーナツ型には6分目を目安に入れます。丸い穴のあいたドーナツがうまく作れます。

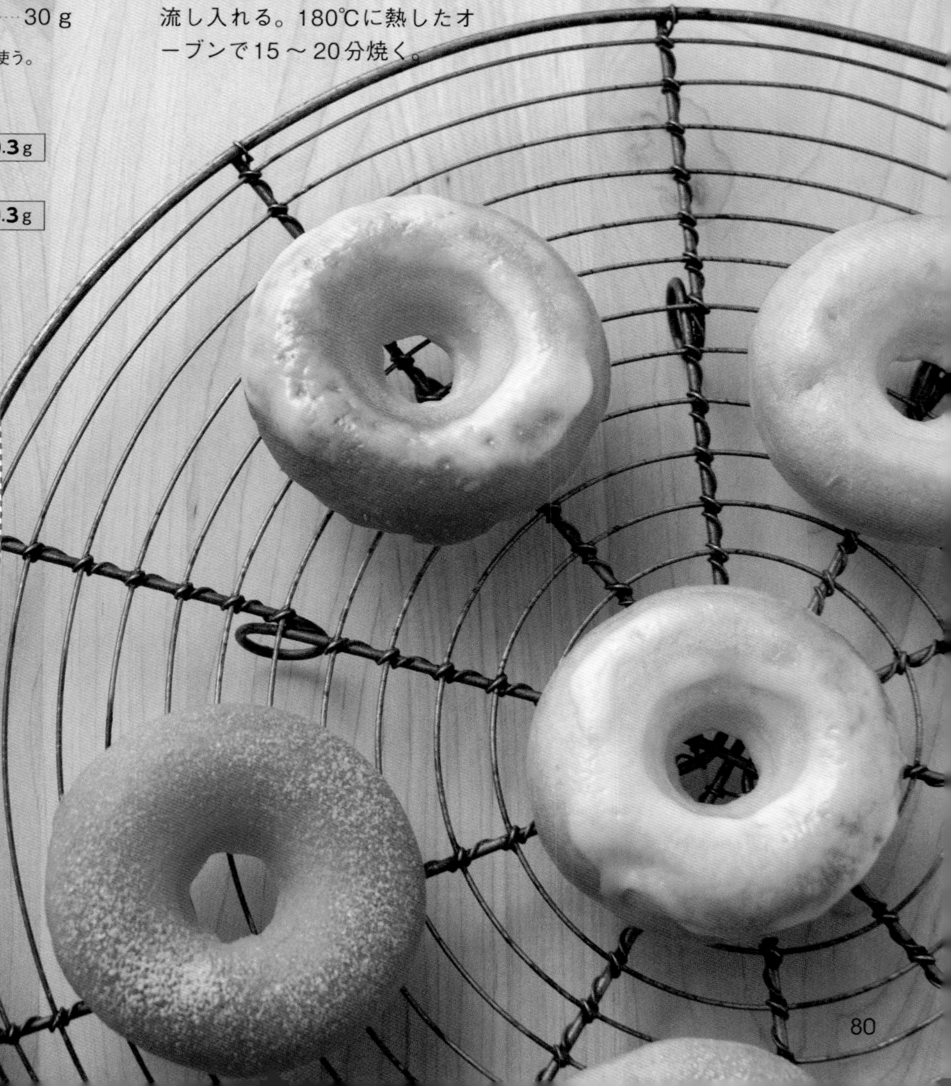

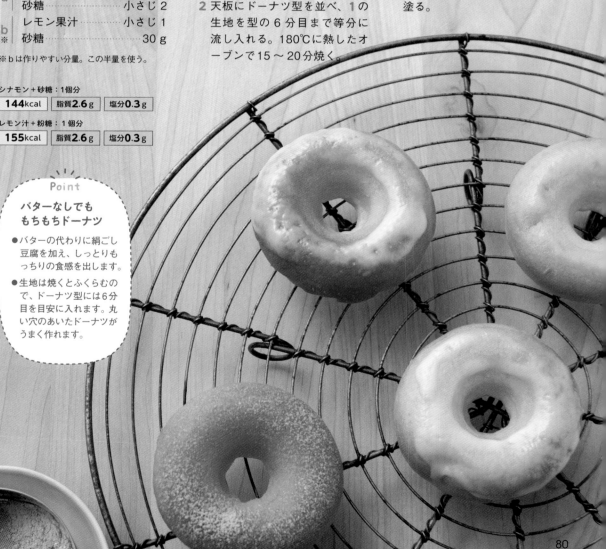

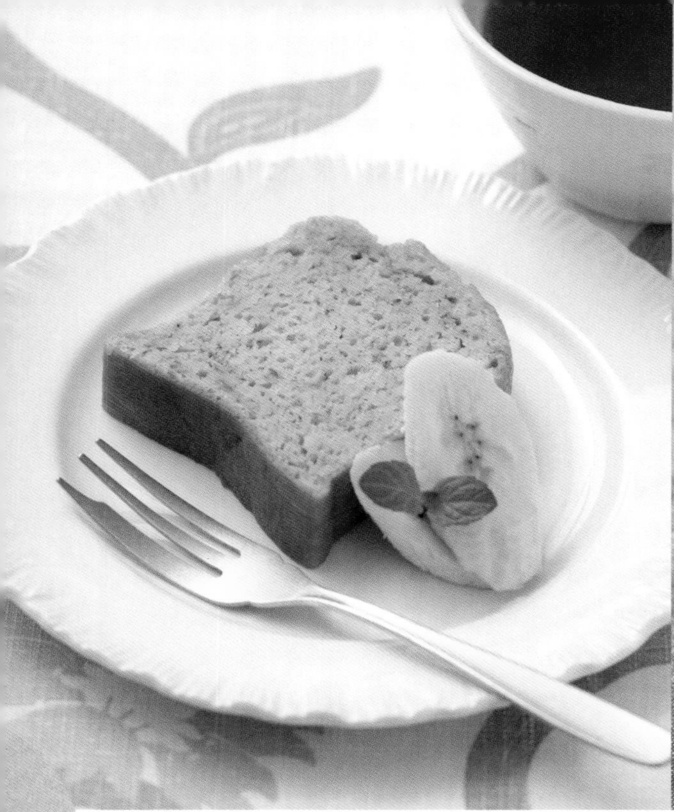

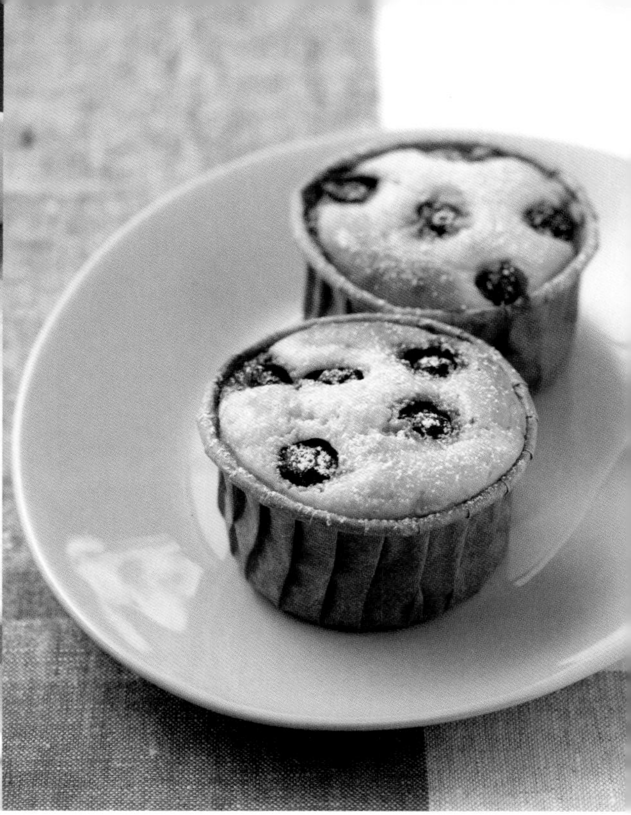

ノンオイルバナナケーキ

バナナが焼き上がりのしっとり感を作ります。

材料／縦6.5×横17×高さ6㎝のパウンド型1本分

ホットケーキミックス	150g
バナナ（完熟のもの）	2本（240g）
卵	2個（110g）
豆乳（成分無調整）	1/4カップ
砂糖	30g
バナナ（斜め薄切り）	16枚
ミントの葉	8枝

作り方

1 バナナはボールに入れ、フォークなどであらくつぶす。卵を割りほぐして加え混ぜ、豆乳と砂糖を加えてよく混ぜる。
2 ホットケーキミックスを加え、全体が均一になるまで混ぜる。
3 パウンド型にオーブンシートを敷き込み、2を流し入れ、170℃のオーブンで20～25分焼く。
4 型からはずし、網にのせてあら熱をとる。8等分に切り分け、バナナとミントを飾る。

1/8切れ分　160kcal　脂質2.1g　塩分0.2g

ブルーベリーカップケーキ

無脂肪のヨーグルトがバターの代わりになります。

材料／100mLのカップ5個分

ホットケーキミックス	150g
卵	1個（55g）
砂糖	30g
プレーンヨーグルト（無脂肪のもの）	3/4カップ
ブルーベリージャム	大さじ2
ドライブルーベリー	20g

作り方

1 ボールに卵を割りほぐし、砂糖を加えて泡立て器で混ぜる。ヨーグルトを加えてよく混ぜ、ホットケーキミックスを加えて混ぜる。
2 ブルーベリージャムとドライブルーベリーを加えてさっくりと混ぜ、カップに均等に流し入れる。
3 天板にのせ、170℃に熱したオーブンで約40分焼く。竹串を刺して、なにもつかなければ焼き上がり。
4 網にとり、あら熱がとれたらラップに包み、そのまま2時間以上おいて生地をおちつかせる。

1個分　190kcal　脂質3.0g　塩分0.4g

おにぎりいろいろ

ごはんは腹もちがよく、すぐにエネルギー源になる優れもの。
おにぎりは軽食としてもおすすめです。

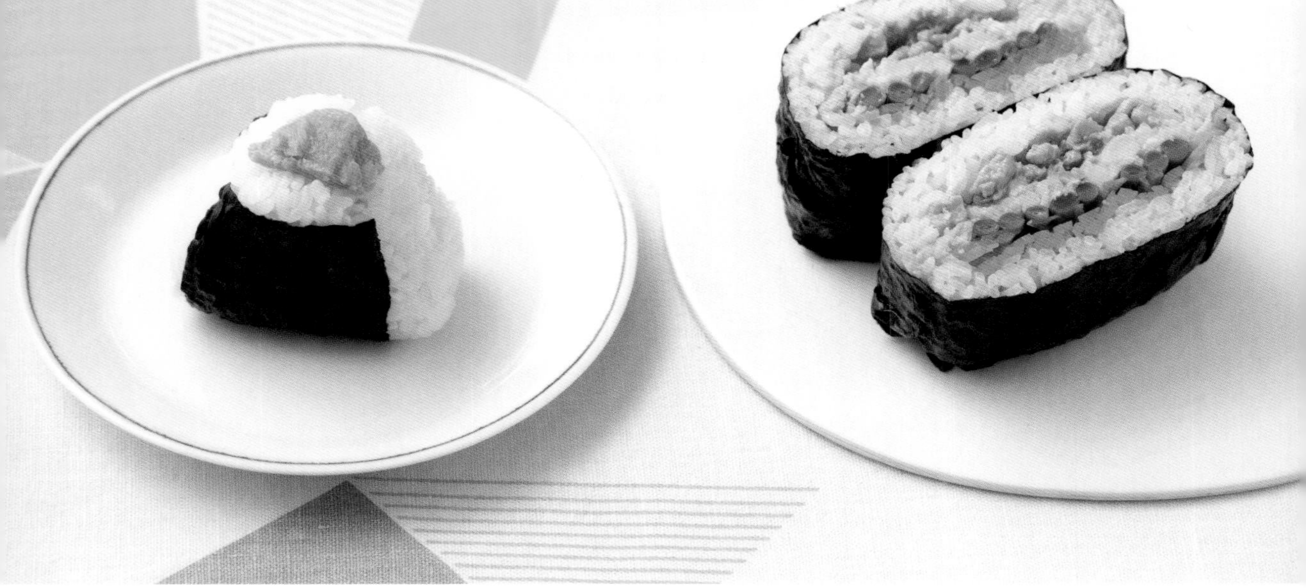

焼きザケのおにぎり

おにぎりの定番のサケはみんな大好き。
食べやすいのも魅力です。

材料と作り方／1個分

1 焼きザケ30gはほぐし、飾り用に少量を残してごはん150gと混ぜ合わせる。
2 三角に握り、表面に塩少量をつけ、のり全型1/4枚を巻き、サケを飾る。

Point

びん詰めのサケも合う

●残り物の焼きザケやびん詰めなどのほぐし身でささっと作れるのも利点。

1個分 291kcal 脂質3.2g 塩分1.5g

おにぎらず

野菜のお浸し、肉や魚のそぼろなど、常備菜を具にしても。

材料／1個分

鶏ひき肉……50g	にんじん（せん切り）20g
焼き肉のたれ 大さじ1と1/2	顆粒鶏がらだし 小さじ1/3
卵……1個（55g）	さやいんげん……6本（40g）
砂糖・酒……各大さじ1	ごはん……150g
塩……少量	のり……全型1枚

作り方

1 鶏ひき肉に焼き肉のたれを加え混ぜ、肉がぽろぽろになるまでから炒りにする。ボールに卵を割りほぐし、砂糖、酒、塩を加え混ぜ、温めたフライパンでから炒りにする。
2 にんじんは分量のだしを加えた湯でゆで、湯をきる。さやいんげんは塩少量（分量外）を加えた湯でゆで、湯をきる。
3 のりを、角を上下左右（ダイヤ型）に置き、ごはんの1/2量を四角く平らに置く。1と2を重ね、残りのごはんを重ねる。
4 左右ののりを折りたたみ、上下ののりも折りたたみ、形を整える。少しおちつかせて半分に切る。

1/2個分 259kcal 脂質5.8g 塩分1.7g

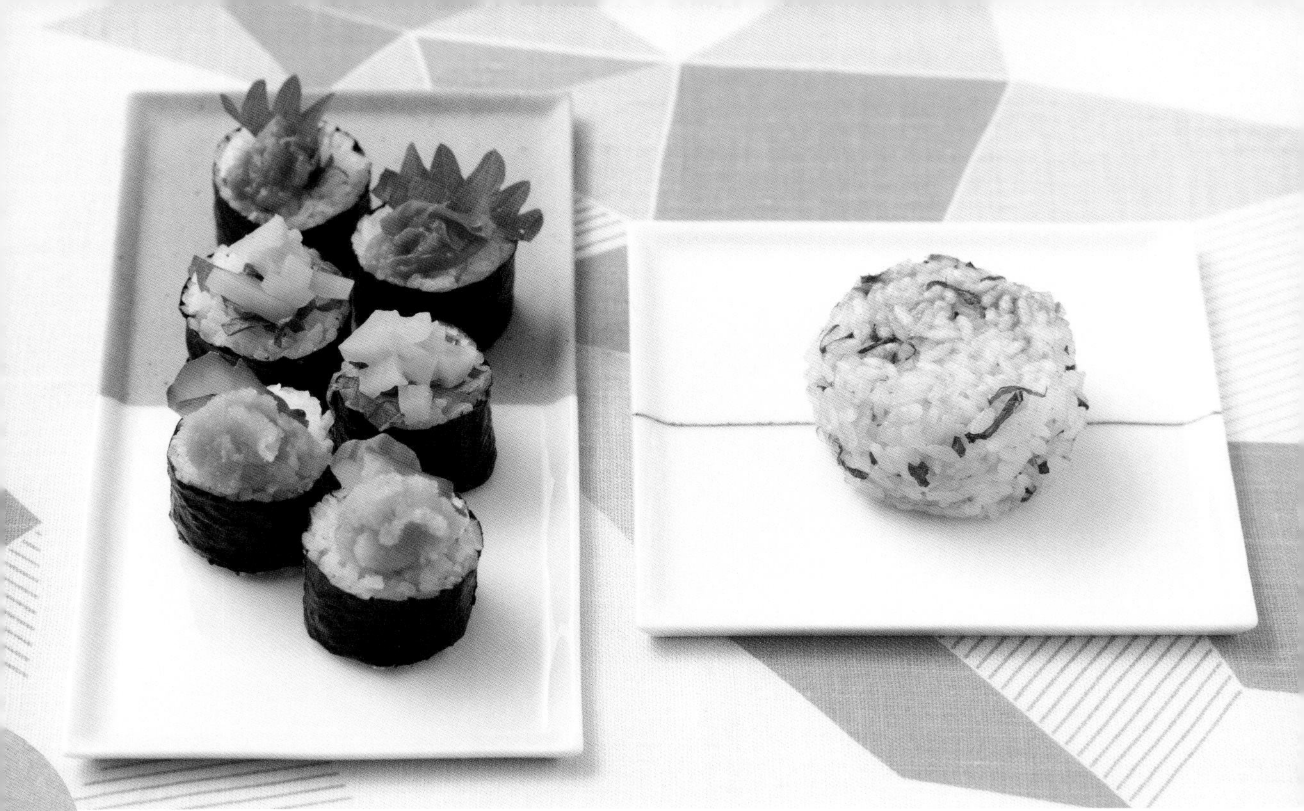

お手軽細巻き

すし飯ではなく、普通のごはんで作るのもおいしい。

材料（２人分）

すし飯	150ｇ
焼きのり	全型2/3枚
梅干し（種を除いて刻む）	１個
たくあん（あらみじん切り）	薄切り１枚
タラコ（薄皮を除く）	大さじ１
きゅうり（薄い半月切り）	少量
青じそ（ちぎる）	２枚

作り方

1 巻きすに焼きのりを横長に置き、すし飯をのせて広げる。手前からくるくると巻く。
2 ６等分に切り、切り口を上にして器に盛り、梅干し＋青じそ、たくあん＋青じそ、タラコ＋きゅうりなど、好みで組み合わせてのせる。

1人分 146kcal 脂質0.4ｇ 塩分1.7ｇ
（写真は２人分）

焼きおにぎり

ごはんを焼いた香ばしさ。食欲が湧《わ》いてきます。

材料と作り方／１個分

1 青じそ１枚はせん切りにする。削りガツオ２gにしょうゆ小さじ2/3をふり混ぜる。
2 ごはん150ｇに1を加え混ぜ、好みの形に握る。熱した焼き網にのせ、スプーンの背にしょうゆ少量をつけ、表面に塗りながら焼く。

Point

かりっとなるまでじっと焼く

- 香りのよい青じそとおかかをごはんに混ぜます。
- 熱した焼き網でじっくり焼き、表面がかりっとなったら返します。さわりすぎるとくずれるので、じっとがまん。フライパンで焼いてもよいでしょう。

1個分 244kcal 脂質0.3ｇ 塩分0.6ｇ

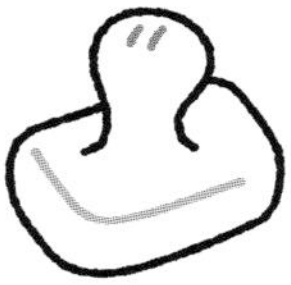

おもちを使って

おもちは消化がよく、すぐにやわらかくなるのも利点。さまざまにアレンジして楽しんで。

電子レンジでミルクもち

これは食べ物？　飲み物？　不思議な食感です。スプーンですくって食べてください。

材料／マグカップ1杯分

切りもち	1個（50ｇ）
豆乳（成分無調整）※	1/2カップ
砂糖	小さじ1
ココアパウダー	小さじ1/2

※低脂肪牛乳でもよい。

作り方

1 耐熱のマグカップにもちを入れ、豆乳を注ぎ入れて電子レンジで約2分加熱する。
2 マグカップをとり出し、砂糖を加え混ぜる。もちのかたい部分が残っているようなら、さらに30秒～1分加熱する。
3 もちがとけてとろとろになったら、ココアをふりかける。

Point
食べる感覚のおもちのドリンク
●味つけは無限大。きな粉や黒みつをかけたり、砂糖じょうゆで味つけしたりしても。

みたらしもち

身近な材料でできます。もちは電子レンジ加熱でやわらかくしてもOKです。

材料／1人分

	切りもち	1個（50ｇ）
a	しょうゆ・砂糖	各大さじ1
a	かたくり粉	小さじ1
a	水	1/4カップ

作り方

1 もちは半分に切り、焼き網で焼く（または、もちを水でぬらし、ラップをかけずに電子レンジで約1分加熱する）。
2 なべにaを入れてよく混ぜ、火にかける。透き通ってとろりとしたらでき上がり。
3 器にもちを盛り、2のあんをかける。

Point
あんを作りおくとさらに手軽！
●みたらしあんは保存ができます（冷蔵で2日）※。多めに作っておけば、食べたいときにみたらしもちがすぐに作れます。
※2日以上おく場合は冷凍を。分離することがあるので、もう一度火にかけます。

から芋もち

さつま芋をつき込んだおもちは、かたくなりにくいのが特徴です。

材料／3個分

さつま芋	100ｇ
切りもち	1個（50ｇ）
きな粉・黒みつ	各適量

作り方

1 さつま芋は皮を厚めにむき、水にさらしてアクを除く。水けをきって蒸気の上がった蒸し器に並べ、10～15分蒸す。
2 もちはさっと水にくぐらせ、水けをきってさつま芋にのせる。もちがふわっとやわらかくなるまで蒸す。
3 さつま芋ともちをボールに移し、すりこ木で突いてつぶす。3つに分けて丸め、きな粉をまぶす。
4 器に盛り、黒みつを添える。

Point
かたくなりにくいおもちに
●さつま芋が多めでやわらかな食感です。切りもちをもう1個増やして作れば、もちもちの食感になります。
●きな粉＋黒みつ以外に、やわらかいこしあんをかけてもおいしい。

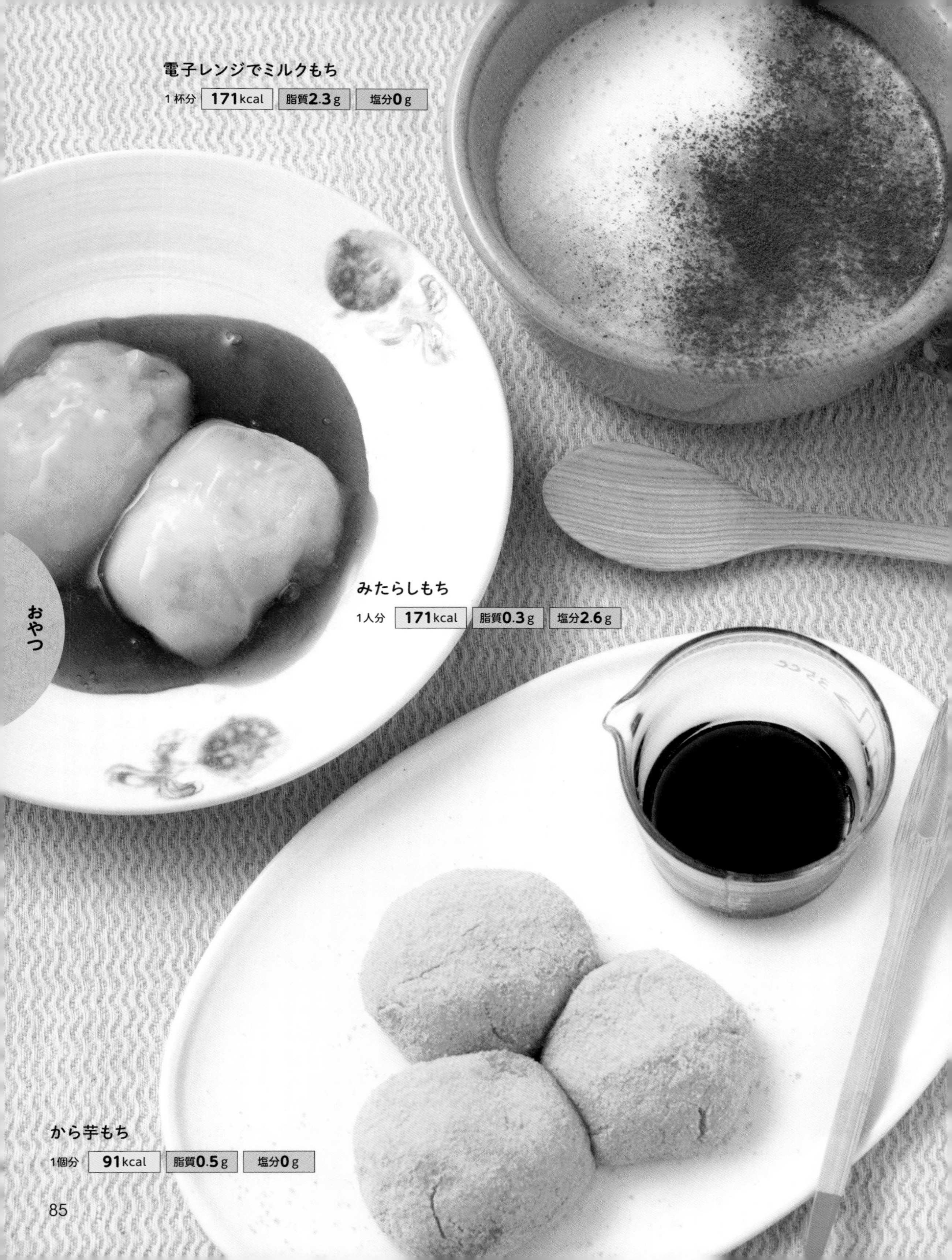

電子レンジでミルクもち

1杯分 171kcal 脂質2.3g 塩分0g

みたらしもち

1人分 171kcal 脂質0.3g 塩分2.6g

から芋もち

1個分 91kcal 脂質0.5g 塩分0g

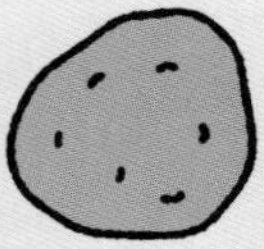

じゃが芋を使って

じゃが芋はビタミンCが多く、加熱してもこわれにくい。食物繊維も多くて食べごたえあり。

ココアトリュフ風

1個分　**49**kcal　脂質**0.7**g　塩分**0**g

食べるとほのかに甘く、これはじゃが芋なの?と驚く楽しいおやつです。

材料／6個分

じゃが芋	150g
低脂肪牛乳	1/2カップ
砂糖	大さじ3
ココアパウダー	大さじ2
ココアパウダー（飾り用）	適量

作り方

1 じゃが芋は皮をむいて薄切りにする。なべに入れ、牛乳と砂糖を加えて火にかける。

2 じゃが芋がやわらかくなり、水けが少なくなったら火から下ろし、フォークかマッシャーでつぶし、ココアパウダーを加えて全体が均一になるまで混ぜる。

3 さめるまでおき、6等分にして丸め、飾り用のココアをまぶす。

Point

見た目と味の違いを楽しんで

- じゃが芋をマッシュして、小さく丸めた一口おやつです。
- ココアにシナモンの香りをプラスしても。

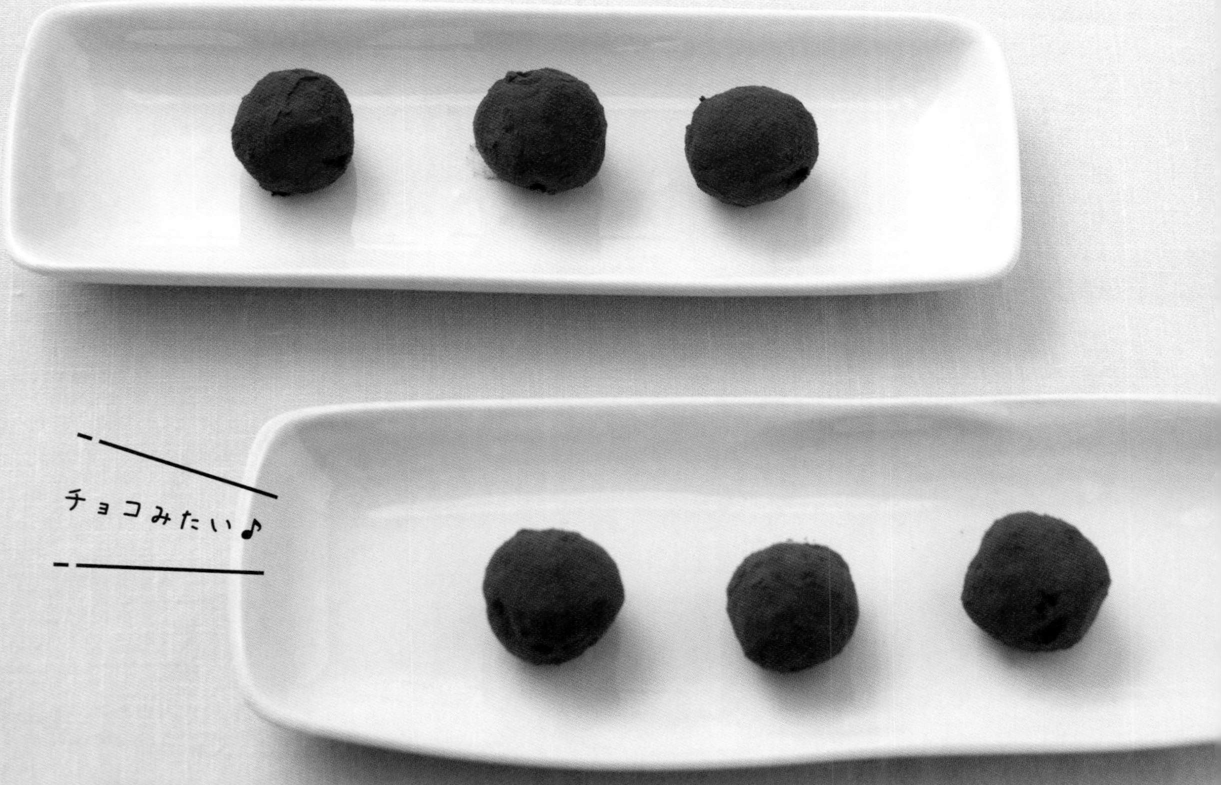

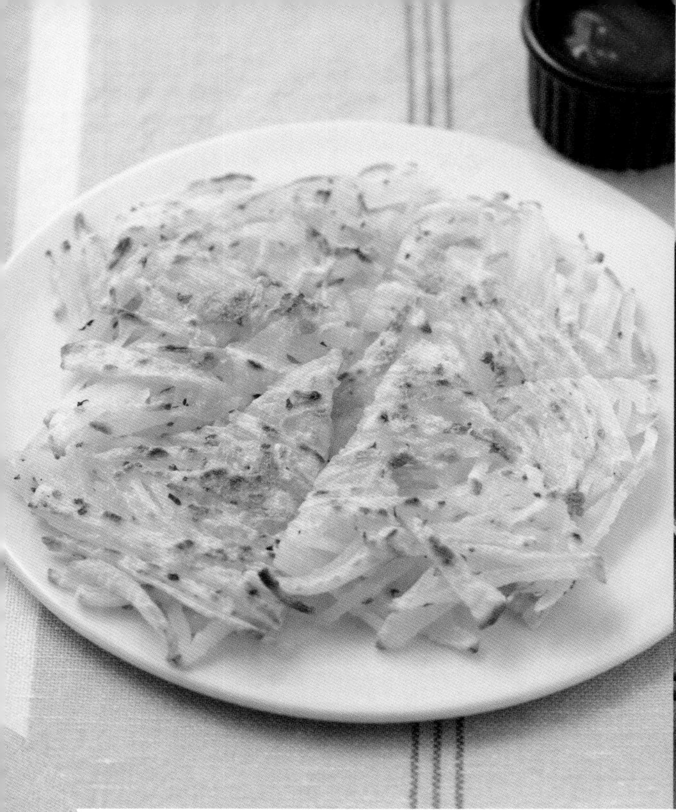

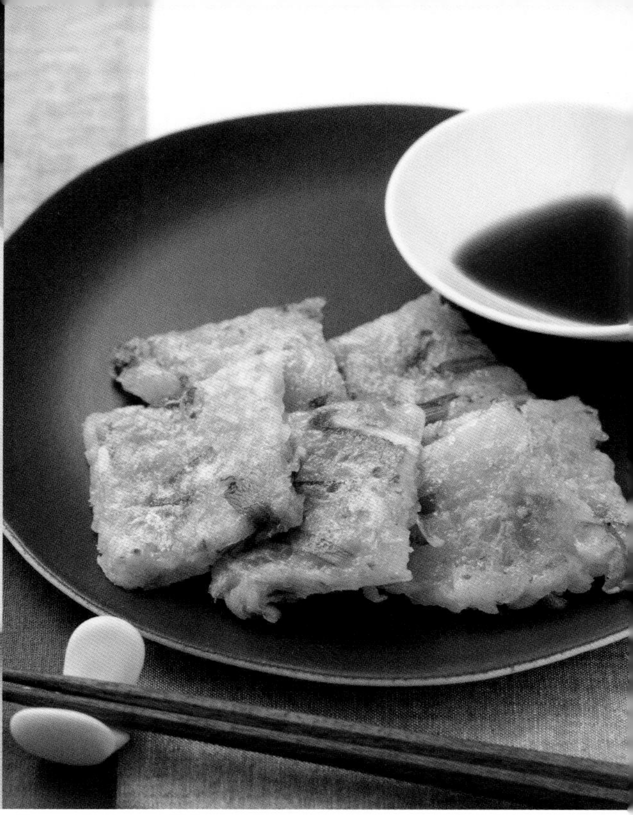

ノンオイルガレット

表面はかりっ、中はほくほくで、ポテトフライのよう。

材料／2人分

じゃが芋	2個（270g）
低脂肪チーズ（15ページ）	大さじ2
かたくり粉	小さじ1～2
塩	少量
オレガノ（ホール・乾）	小さじ1
トマトケチャップ（好みで）	適量

作り方

1 じゃが芋は皮をむいてせん切りにする。ボールに入れ、トマトケチャップ以外の材料を入れてさっと混ぜる。
2 フライパンに入れて薄く丸く広げ、ふたをして中火で焼く。よい焼き色がついたら火を強めてかりっとさせる。裏返して同様に焼いて火を通す。
3 放射状に切って器に盛り、トマトケチャップを添える（つけなくてもおいしく食べられる）。

1人分 109kcal 脂質1.3g 塩分0.5g

じゃが芋のチヂミ

すりおろしたじゃが芋が、加熱でむちむち食感に。

材料／1人分

じゃが芋	2個（270g）
にら	2本（10g）
白菜キムチ（みじん切り）	大さじ1
塩	ひとつまみ
酢・しょうゆ	各少量

作り方

1 じゃが芋は皮をむいてすりおろす。にらは3cm長さに切る。
2 ボールに入れ、キムチ、塩を加えて混ぜる（全体が水っぽいようなら、かたくり粉大さじ1を加えて調節する）。
3 フライパンに入れて薄くのばし、焼き色がつくまで焼く。裏返して焼き、火を通す。
4 食べやすい大きさに切って器に盛り、酢じょうゆを添える。

1人分 168kcal 脂質0g 塩分1.4g

おなかにやさしい料理 組み合わせ例

20〜87ページでご紹介した料理の組み合わせ例です。

組み合わせ例 1

1食分 680kcal 脂質5.9g

Point たとえばお誕生日会に。
ケーキにはピックを添えて楽しく！ ピックを手作りしてみるのもいいね（作り方は92ページ）。

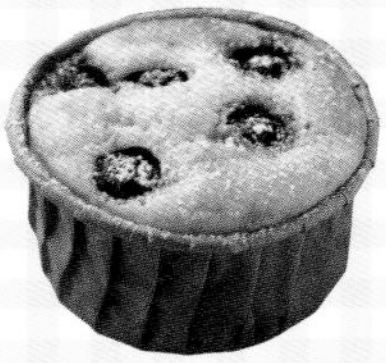

ブルーベリーカップケーキ
(作り方81ページ)
1個分 190kcal 脂質3.0g

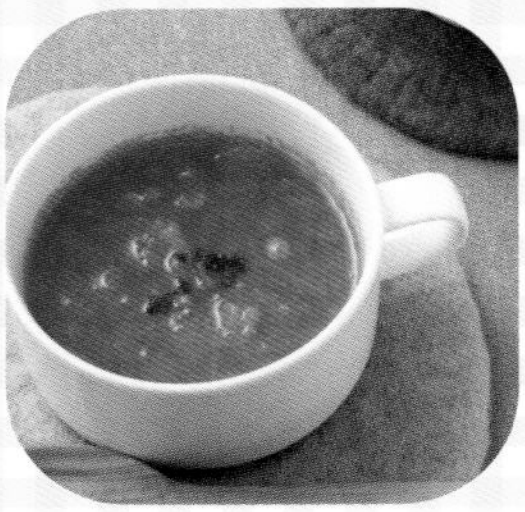

簡単トマトスープ
(作り方54ページ)
1人分 27kcal 脂質0.4g

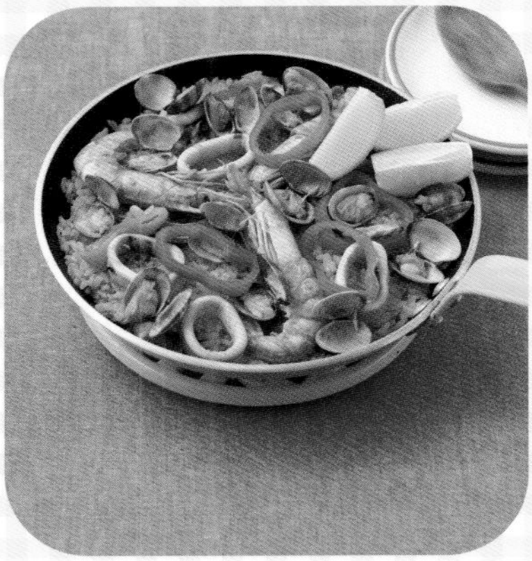

フライパンでパエリア
(作り方49ページ)
1人分 463kcal 脂質2.5g
（写真は3人分）

組み合わせ例 2

1食分 515kcal 脂質8.7g

Point みんなが大好きなグラタンには、野菜たっぷりのスープを添えて。おやつにケーキがあったら、今日はがんばっているきみのご褒美デー。

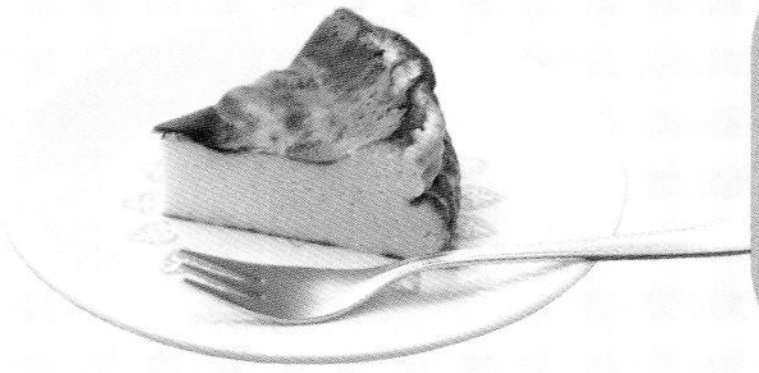

カテージチーズとヨーグルトのバスク風チーズケーキ
(作り方78ページ)
1切れ分 134kcal 脂質3.9g

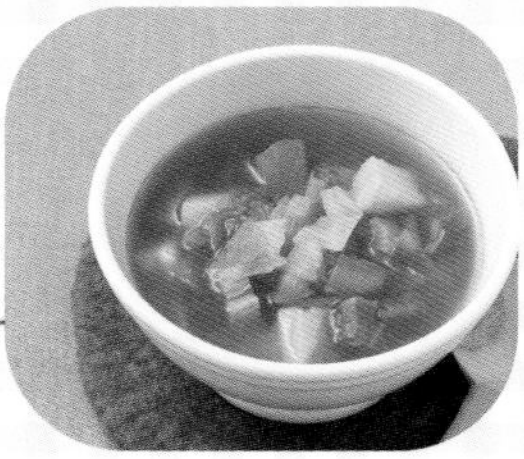

キャベツたっぷりミネストローネ
(作り方54ページ)
1人分 68kcal 脂質0.4g

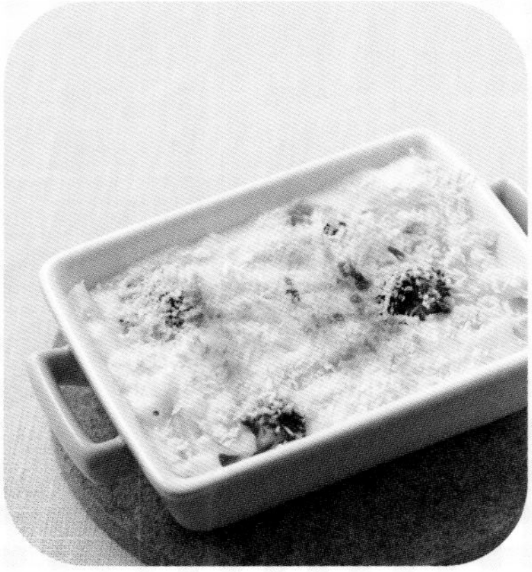

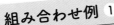

エビグラタン
(作り方48ページ)
1人分 313kcal 脂質4.4g
（写真は2人分）

組み合わせ例 3

1食分 **323**kcal 脂質**2.9**g

Point 作りおきできるチキンロールに
作りおきできるラタトゥイユ。
あったらいいネ!の組み合わせ。

ごはんにも
パンにも合う
組み合わせです。

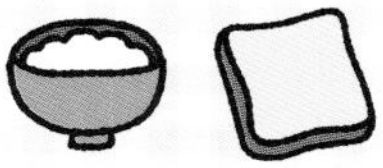

ごはん(150g)
234kcal 脂質**0.3**g

食パン1枚(60g)
149kcal 脂質**2.2**g

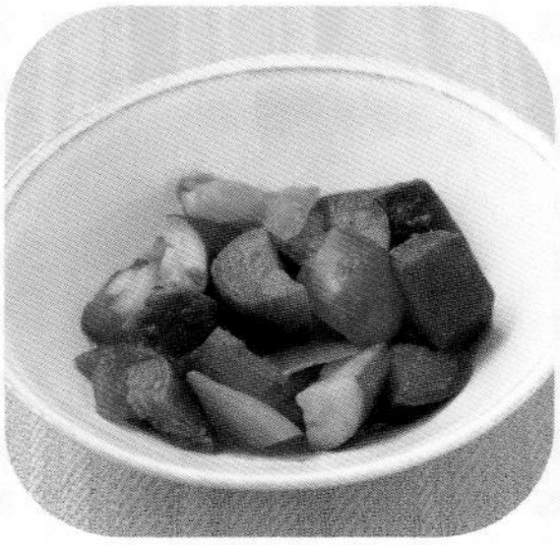

ノンオイルラタトゥイユ
(作り方59ページ)
1人分 **95**kcal 脂質**0.4**g

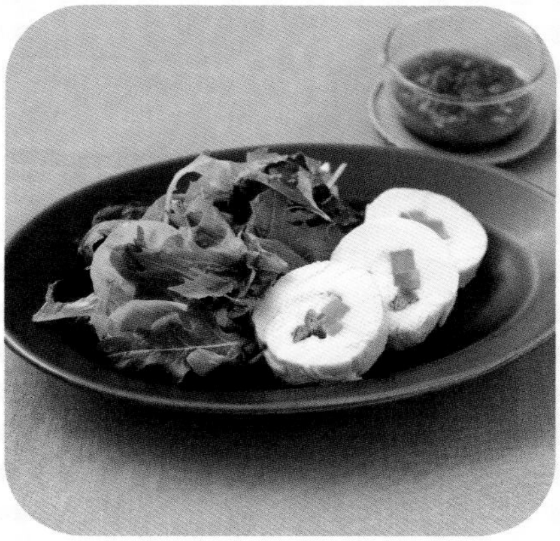

チキンロール
ガーリックオニオンソース
(作り方35ページ)
1人分 **228**kcal 脂質**2.5**g

組み合わせ例 4

1食分 **251**kcal 脂質**7.1**g

食後に市販の
ゼリーなどを
食べるのもGood!

Point カレー味はみんなのあこがれ。
クリーミーなのに脂質が低い満足献立。

主食は低脂肪の
ベーグル、フランス
パンがおすすめ!

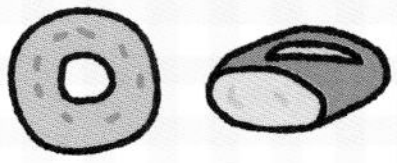

ベーグル1個(85g)
230kcal 脂質**1.6**g

フランスパン(50g)
145kcal 脂質**0.6**g

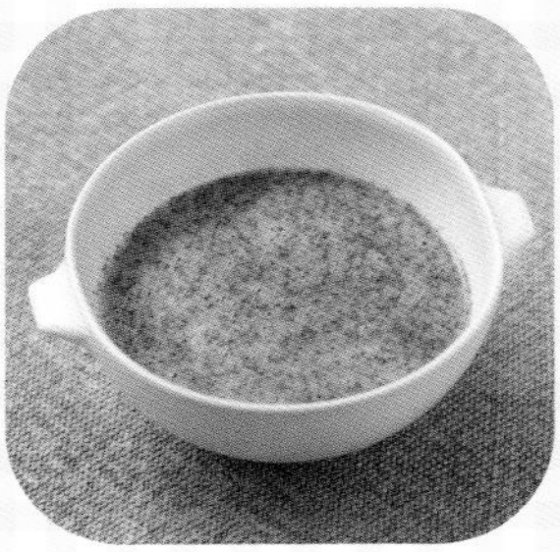

ほうれん草のポタージュ
(作り方57ページ)
1人分 **63**kcal 脂質**1.3**g

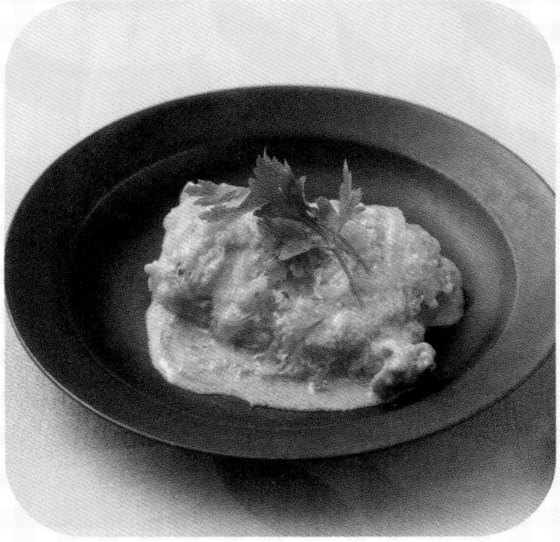

鶏肉のカレークリーム煮
(作り方32ページ)
1人分 **188**kcal 脂質**5.8**g

組み合わせ例 5

1食分 **461**kcal 脂質**8.5**g

Point 人気のチャーハンと
ワンタンスープの組み合わせ。

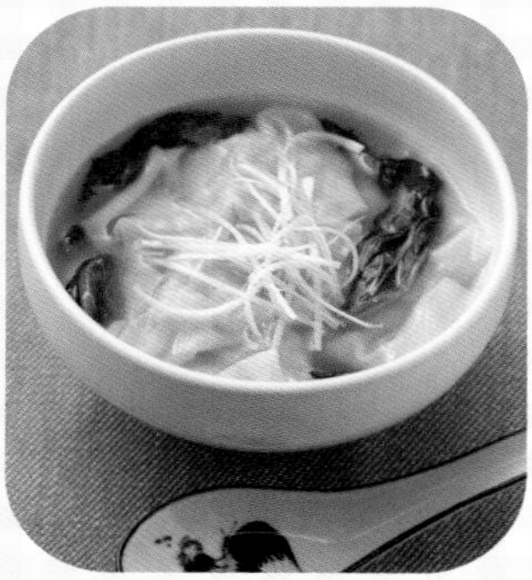

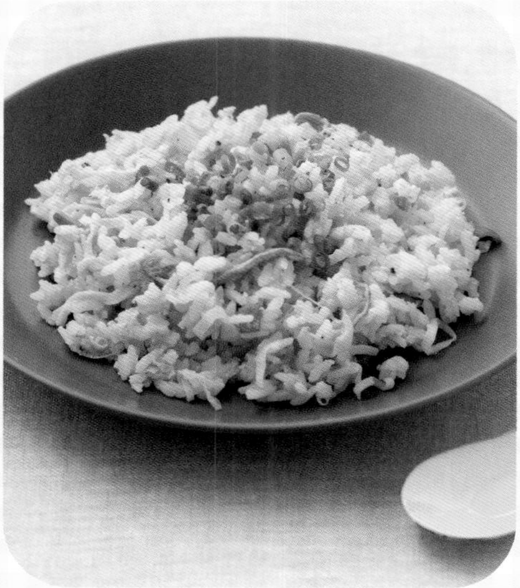

ノンオイルのワンタンスープ

(作り方28ページ)

1人分 **118**kcal 脂質**3.0**g

チャーハン

(作り方72ページ)

1人分 **343**kcal 脂質**5.5**g

組み合わせ例 6

1食分 **753**kcal 脂質**10.0**g

Point 自分でナポリタンを作って
お母さんがスープを作ります。
うまくできたらドーナツのご褒美を。

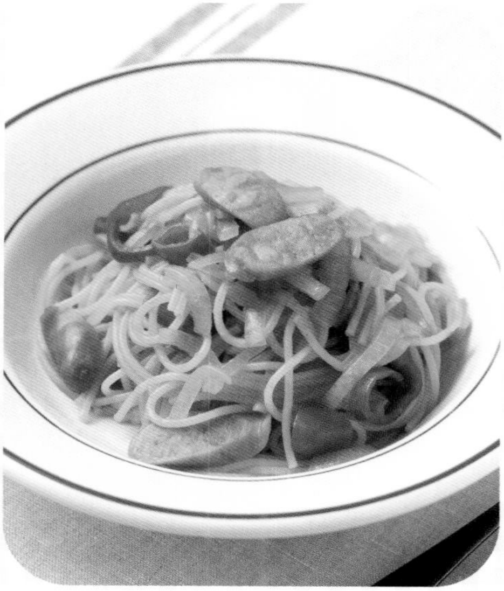

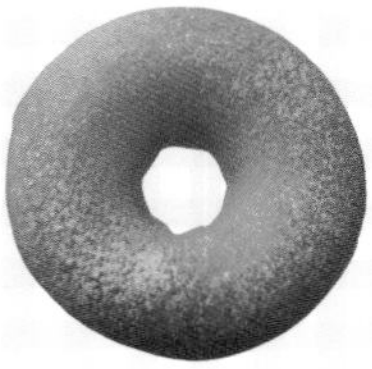

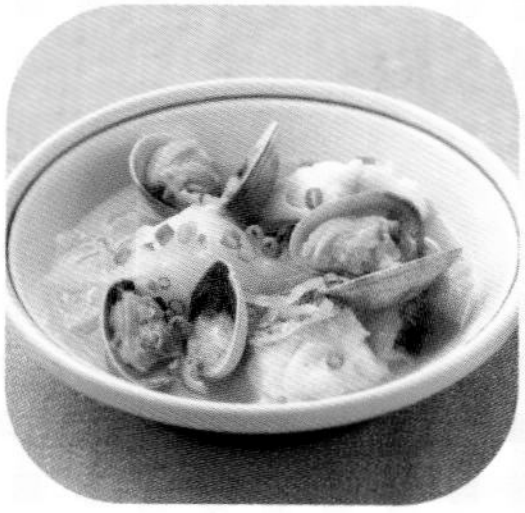

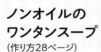

焼きドーナツ シナモン+砂糖

(作り方80ページ)

1個分 **144**kcal 脂質**2.6**g

タラとじゃが芋のスープ煮

(作り方45ページ)

1人分 **171**kcal 脂質**0.3**g

ナポリタン

(作り方68ページ)

1人分 **438**kcal 脂質**7.1**g

組み合わせ例 7

1食分 **306**kcal 脂質**10.3**g

Point 魚をたっぷりたべたいときに。
冷蔵庫にあるあり合わせ野菜を
ヨーグルトチーズ焼きにしてバランス献立に。

ごはんやベーグル、
フランスパンを主食に

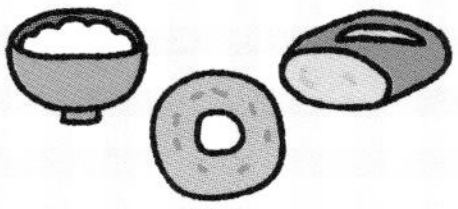

ごはん(150g)

234kcal 脂質**0.3**g

ベーグル1個(85g)

230kcal 脂質**1.6**g

フランスパン(50g)

145kcal 脂質**0.6**g

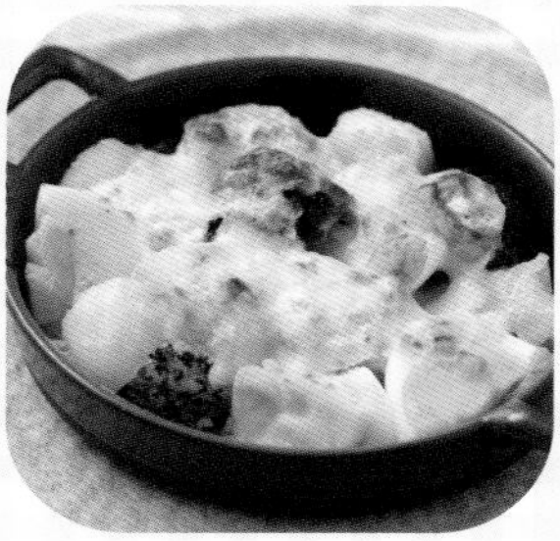

じゃが芋とブロッコリーのヨーグルトチーズ焼き

(作り方58ページ)

1人分 **135**kcal 脂質**4.7**g

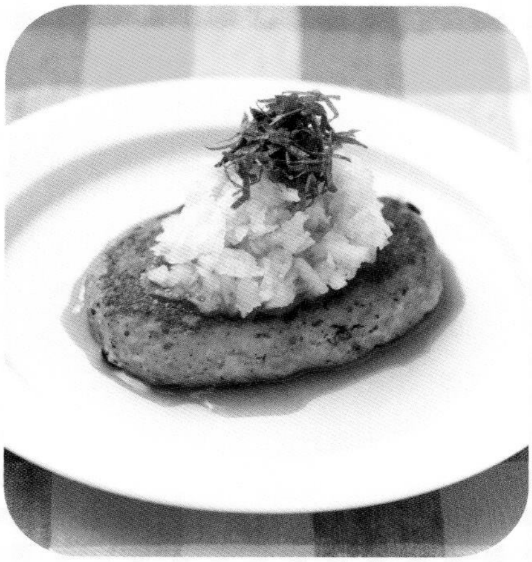

アジのハンバーグ

(作り方46ページ)

1人分 **171**kcal 脂質**5.6**g

組み合わせ例 8

1食分 **541**kcal 脂質**7.9**g

Point おなかにやさしいボリューム献立。
みんなが好きな焼きとり丼と
つやつやのうまで大満足。

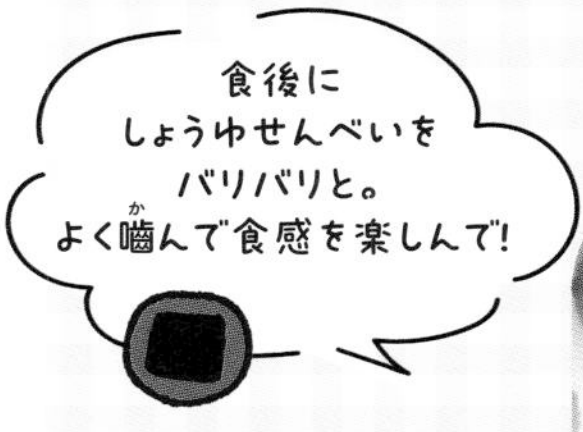

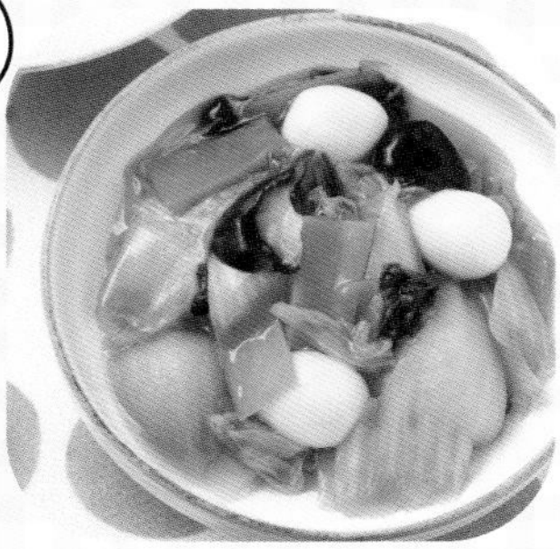

食後に
しょうゆせんべいを
バリバリと。
よく噛《か》んで食感を楽しんで!

野菜のうま煮

(作り方60ページ)

1人分

98kcal 脂質**3.3**g

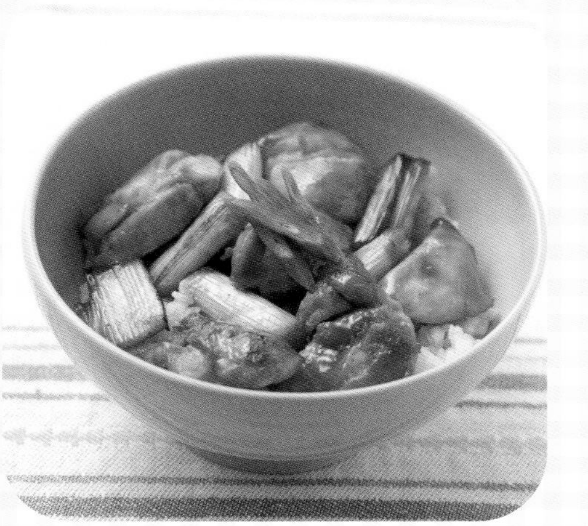

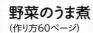

焼きとり丼 (作り方68ページ)

1人分 **443**kcal 脂質**4.6**g

\ スタイリストに聞きました /

特別な日のテーブルコーディネート

誕生日やクリスマスなど、子どもとお祝いしたい日は、いつもの食卓を少し飾ってみましょう。

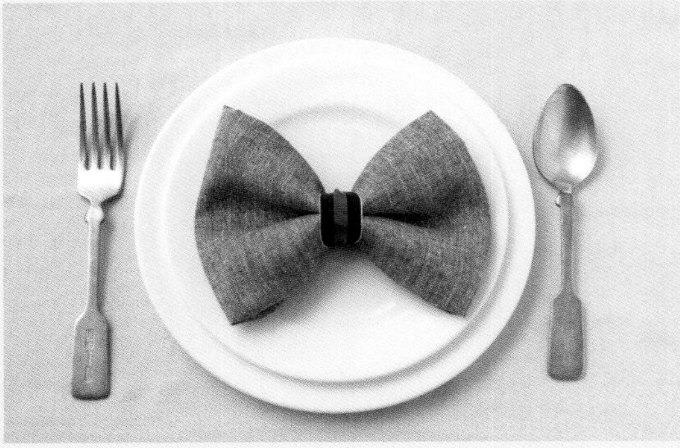

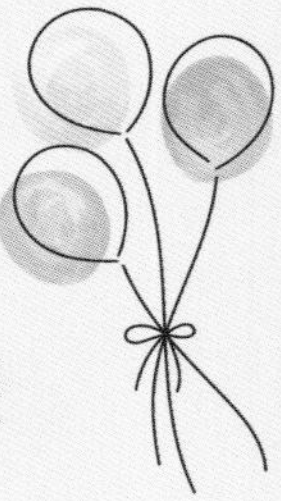

ナプキンを飾る①

リボンのようにたたみます。簡単で、子どももいっしょに準備できます♪

40cm×40cmの無地のナプキンと、長さ30cmで幅2.5cmの柄物のリボンで作りました。ナプキンが柄物だったら、リボンは無地のものが合います。

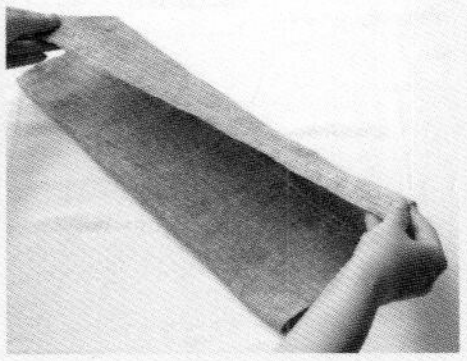

1
ナプキンを三等分に折ります（手前1/3を折り、向こう側の1/3を折って重ねます）。

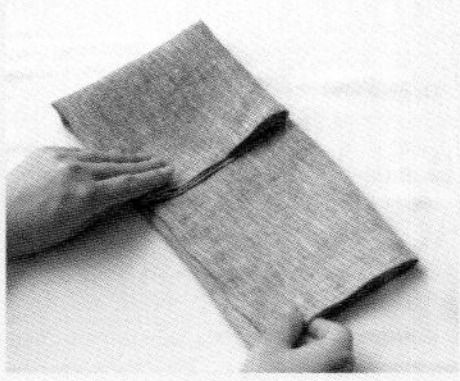

2
左側を1/3ほど折って重ねます。右側は、重ねた部分の半分に重ねるようにして折ります。

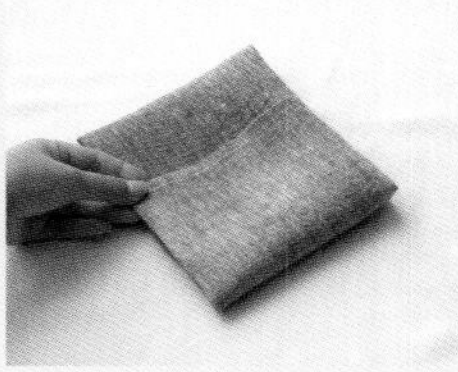

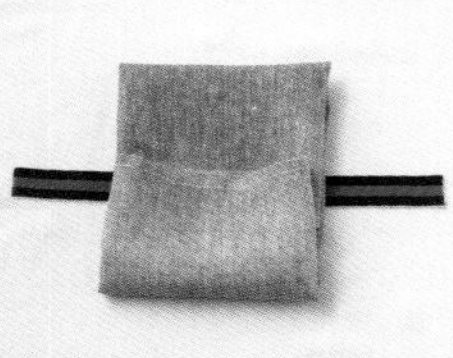

3
右側を手前側に置き直し、その下の真ん中あたりにリボンを横に敷きます。

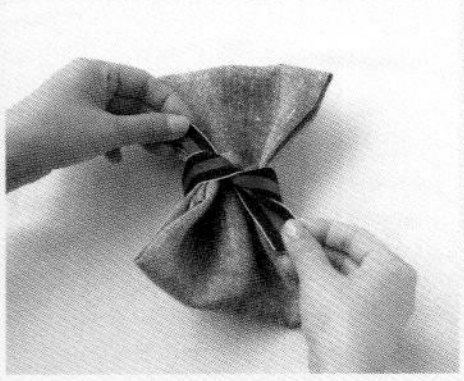

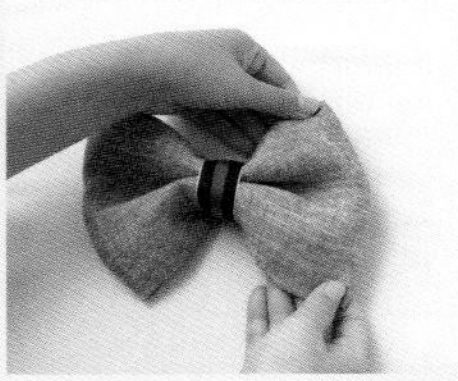

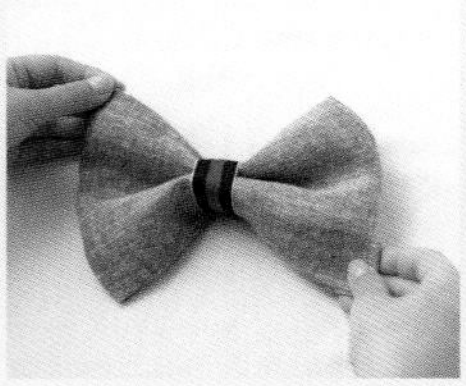

4
リボンをきゅっと結びます。ナプキンを裏返して（お皿に置いたときに表側にして）、リボンの形を整えます。

テーブルコーディネートのミニアイデア

カトラリーはまとめて置く

フォークやスプーンなどはまとめてリボンなどで結ぶと、特別感が高まります。

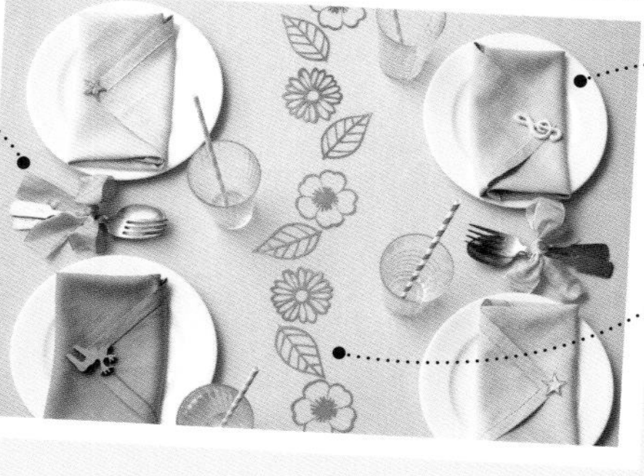

ナプキンを置く

きちんとたたんでテーブルに置くと、特別な食卓の雰囲気が出てきます。

テーブルセンターの代わりにガーランドを置く

ガーランド（ひも状の装飾）は種類がたくさん。パーティグッズ売り場にあるほか、100円ショップなどでも手に入ります。

ナプキンを飾る②

たたんだナプキンに、
メッセージを書いたカードを添えて。

材料は、正方形のナプキンとカード。ナプキンを軽くおさえるのに、音符形の箸《はし》置きや木製の星の飾りなどの小物を用意しました。

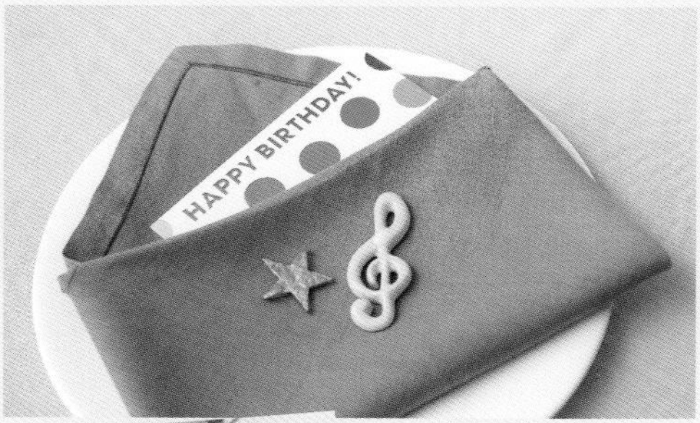

ナプキンでできた封筒に添えたい小物たち。季節を感じさせる赤い実、松ぼっくり、みずみずしい緑の葉、フェルトや木でできたものなど。

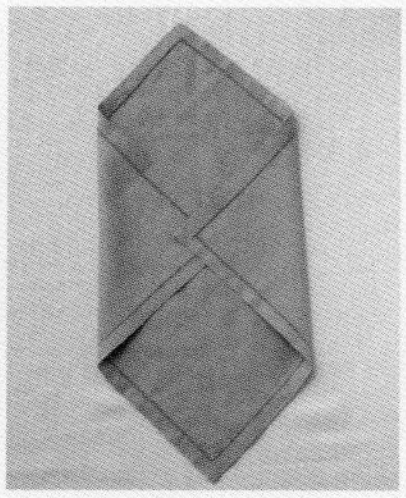

1

ナプキンを角が上下左右にくるように置き、左右の角を軽く合わせて折ります。

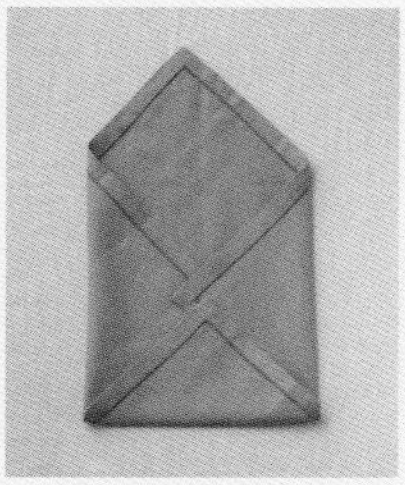

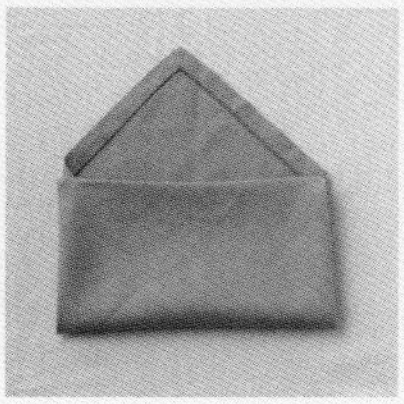

2

手前側の角を折って軽く重ね、さらに半分に折ります。

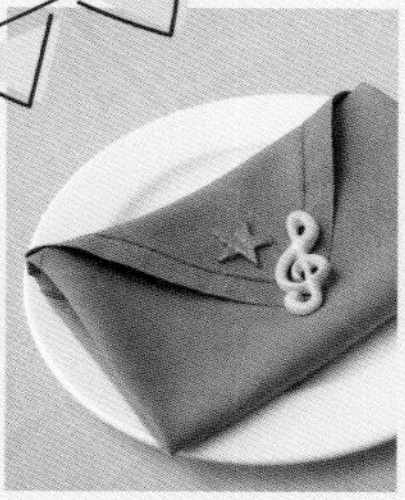

3

袋になった所にカードをはさみ、もう片方の角を折って重ね、音符形や星形の小物を置きます。

ピックを作ろう!

つまようじが、シールやペンでかわいいピックに!

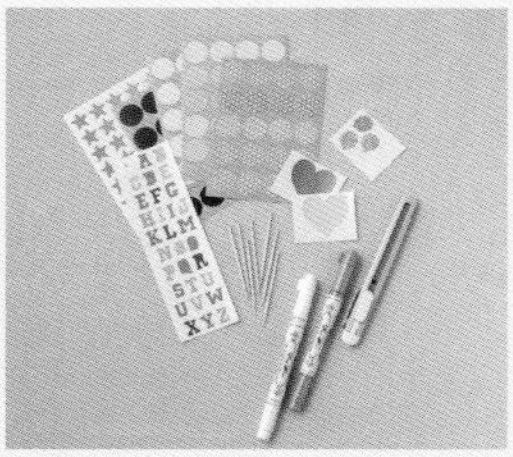

材料は、つまようじ、シール(大きめのものがよい)、シールに文字が書けるペン(油性のものがよい)。

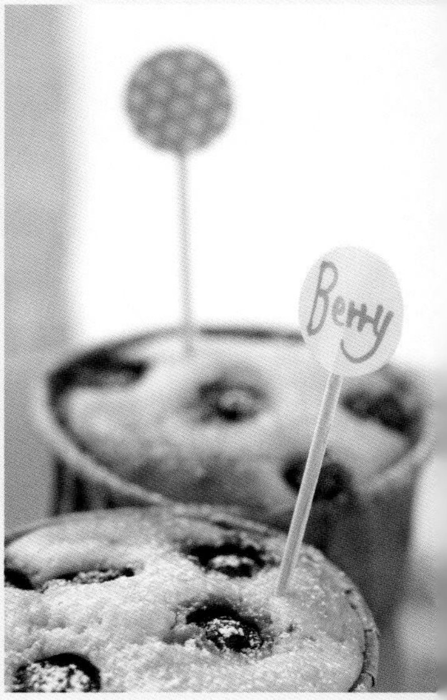

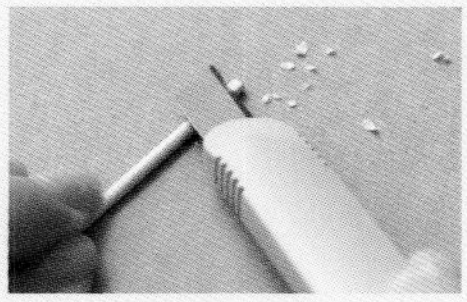

1

つまようじはシールとシールがくっつきやすいように、頭の部分をカッターで薄く削ります。

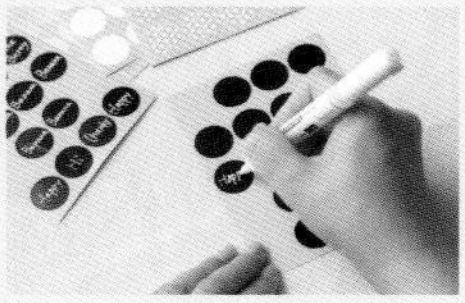

2

シールを選びます。無地の丸いシールにしたので、ペンで文字を書きました。

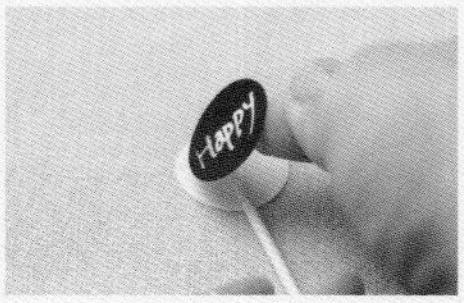

3

シール1枚につまようじを置いて貼《は》りつけ、もう1枚のシールをずれないように重ねて貼りつけます。

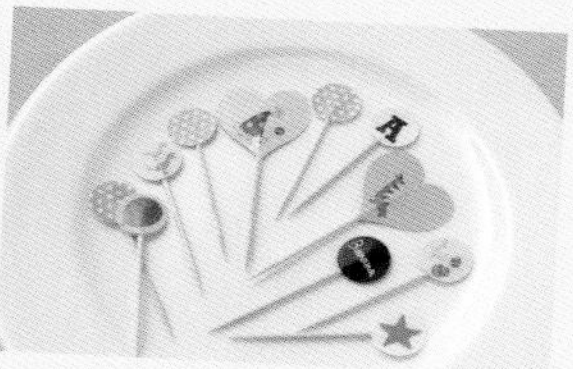

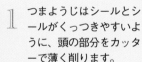

かわいかったり、おしゃれだったり。いろいろなピックができ上がり!

[ナプキンの折り方] https://marry-xoxo.com/articles/3740
[商品購入先] ●シール/セリア(100円ショップ)/ミセス・グロスマン https://marks.jp/product/mrs-grossmans.html
●カード/株式会社グリーティングライフ https://greetinglife.co.jp

Q&A

よくある質問①

編集部に寄せられた、お医者さんに聞いてみたい質問を集めました。

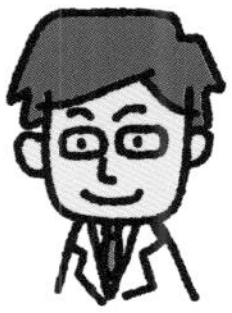

病気と治療について

Q1 いつか手術をしなくてはいけなくなりますか？

A 近ごろは薬物療法や栄養療法がよくなり、手術することは少なくなってきました。

以前は、薬も今ほどよくありませんでしたし、子どものＩＢＤを診ることができる医師も少なく、治療や管理がよいとはいえませんでした。そのため、クローン病だったら腸管が狭窄《きょうさく》したり、肛門病変が悪化したり、潰瘍性大腸炎なら大腸の炎症が強いと、大腸全摘や人工肛門などの手術が必要なこともありました。

早期にＩＢＤと診断されて適切な治療を行なえば、今はそのような状態になることは少ないといえます。

Q2 ＩＢＤと診断されるまでに時間がかかりました。重症化が心配です。

A 子どもは進行が早いので、治療を開始するには早いほうがよいです。潰瘍性大腸炎は血便が見られるのでわかりやすいのですが、クローン病の場合は、熱はあるけれども消化器症状がなかったり、血便が見られなかったりするため、診断が遅れるケースも見られます。

それでも、何十年も見逃されることはないでしょう。診断が遅れて2、3年そのままになったとしても、それくらいなら、将来的な影響はあまりないといえます。

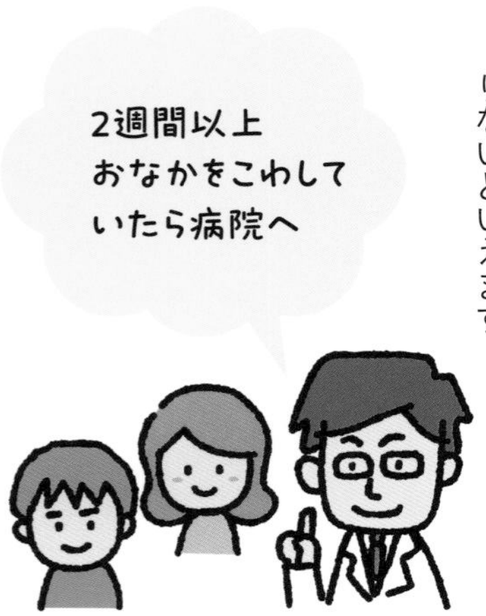

Q3 治療にステロイドを使うのが不安です。

A ステロイドは、子どもはなるべく使わないほうがよいです。その理由としては、背が伸びないことがあります。

ただ、クローン病の症状の一つに低身長があります。クローン病の炎症によって生ずる炎症性サイトカインという物質が、背を伸ばさないようにしているからです。そのため、成長を促すには炎症もとらないといけません。

炎症をとるにはステロイドがいちばん有効です。必要なときにステロイドをきちんと使って治すことが重要で、「ステロイドは怖い」といってまったく使わずに治らないままにしておくことは最も避けたいことです。そして、炎症がとれたらステロイドの使用をやめ、その状態を持続することがたいせつです。

成長期の途中であれば、ステロイド治療が終わればまた身長が伸びます。よほど大量に使うと話は別ですが、1～2年ステロイドを使ったとしても回復できます。

ステロイドには骨を弱くする作用もあります。ＩＢＤでない子であっても将来の骨粗《そ》鬆《しょう》症には要注意ですが、それと同様に、食事と運動で骨をじょうぶにする必要があります。

Q4 クローン病の高校生です。なかなか症状が治まりません。

A クローン病にはさまざまな治療手段があり、薬の種類もそれぞれです（112ページ「治療フローチャート」）。断言しにくいのですが、もしかしたら、きちんと治療がされていないのかもしれません。しっかり治療しないと、治りが悪かったり再燃をくり返したりします。

治りが悪い場合は、小児ＩＢＤの専門医がいる病院にかかるのがよいかもしれません。ＩＢＤ治療の拠点病院は全国にあります（18ページ）。

Q5 ストレスはＩＢＤに影響しますか？

A ＩＢＤ発症の原因は、まだはっきりとはわかりませんが、ストレスはＩＢＤの発症にも悪化にも影響するといわれます。治療でよい状態になっても、再燃する原因の一つがストレスで、なるべくなら避けたいものです。

では、ストレスはどこから起こるかというと「生活習慣の乱れ」が大きく影響します。早寝早起きをし、睡眠を十分にとること。朝昼夕の１日３回の食事をきちんと食べること。このような規則正しい生活が、ストレスの軽減にとても重要になります。

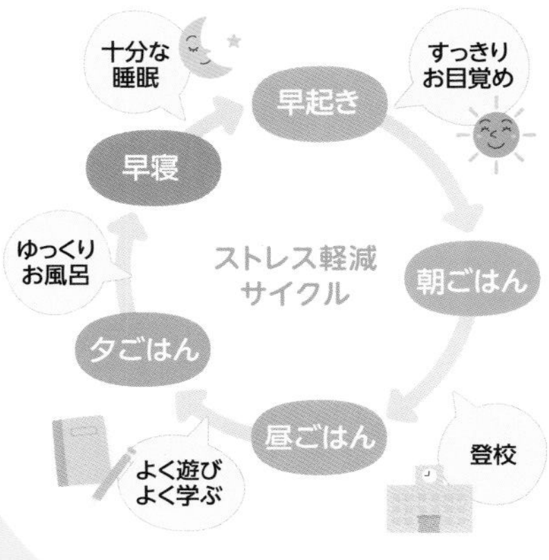

Q6 気持ちの浮き沈みがあります。栄養素不足が原因？

A 不足を心配するのはビタミンやミネラルなどの微量元素だと思います。たとえばエレンタールなどの成分栄養剤にはさまざまな微量元素が配合されていますし、薬が効いて、ある程度症状がコントロールできていて、食事もとれていれば、微量元素の不足による問題はないといえます。

栄養療法によって栄養素の不足が起きたり、それによってメンタルに影響したりすることがないのが普通ですが、もしかしたら症状のコントロールがうまくいかなくて不安になる、無理な食事制限で栄養素の欠乏が起きていると思い込んでいるなど、治療がしっかりされていないことが不安の原因かもしれません。心配なときはかかりつけの医師や管理栄養士に相談してみてください。

Q7 エレンタールが飲みにくくて…。

A 大きな課題ですね。個人差もありますし、意外に、年齢の小さな子が味に慣れて飲むことができて、大きな子のほうが飲めないケースもあります。

近ごろはフレーバーがさまざまあるので、好きなものを選んだり、飽きないように交互に使ったりと、以前よりもとり入れやすくなっています。ゼリーやドリンクにするなどのアイデアもあるので、かかりつけの病院の管理栄養士さんに相談するのがよいと思います（100ページ**Q6**参照）。

また、体調が悪くてエレンタールが飲めないこともあります。その場合は医師に相談し、ステロイドを少し使ってちょっとよくすることがたいせつです。少しでも調子がよくなると、また飲めるようになります。

エレンタール（成分栄養剤）よりも消化が進んでいない栄養剤（半消化態栄養剤）がありますが（10ページ**表1**）、IBDの人はそれでもよいのではないかとのデータもあります。半消化態栄養剤は脂質が比較的含まれていて味もよいので、医師に相談して、そちらに移行できれば試してみるというのも一案です。

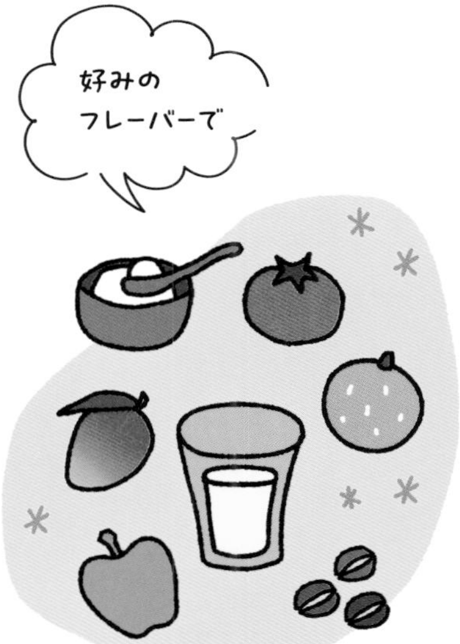

Q8 治療で学校生活に影響はありますか？

A

学校に普通に通えるよう、しっかり治療することがたいせつですし、治療で勉強が遅れないようにすることも重要だと思います。

最初の寛解導入のときは2～3週間の入院が必要なので、病院内で勉強できるような態勢があるとよいのかもしれませんが、皆さん、きちんと計画を立てていたり、学校の先生が来てくれたりしています。

また、治療でステロイドを多量に使っているときはある程度の注意が必要ですが、ほとんどの薬に関しては、学校生活に影響はほぼありません。ステロイドも、たくさんとったから学校に行けないとか、生活を制限しなくてはいけないとかではなく、たとえば、激しい動きはしないようにする、感染に気をつけるといったことくらいです。免疫抑制薬も使いますが、普通の生活が送れると考えてよいと思います。

薬やエレンタールを飲まなくてはいけない、給食に気をつけなくてはいけないなど、まわりとの違いにストレスを感じることもあるでしょう。本人に理解してもらうことが第一ですが、医師としても、制限がない状態で学校に戻すことがたいせつだと思っています。

Q9 小児科から内科に移るのはいつですか？

A

高校生で初診の場合は内科にかかりますが、小児のうちから小児科にかかっている場合は何歳までというくくりはありません。自立支援を行ない、ある程度自立が可能になったところで内科に移行となります。タイミングとしては18～19歳、就職や大学進学がきっかけになるケースが多くなります。

いずれかの時点では小児科から内科に移るので、その前提で、早い時期からの自立が求められます。自立とは、たとえば診察のときに、体の状態を親ではなく子ども自身が説明できるようになるといったことがあります。また病気のことだけでなく、薬の知識を得て管理することから治療費の支払い方法などに至るまで、子ども自身ができるようになる支援がとてもたいせつです。

Q10 ＩＢＤの子を持つ親が心がけることは…？

A

お子さんの病気についていろいろと不安を感じる親御さんも多いと思いますが、子どもに伝わるので、お子さんの前ではなるべく不安を見せないようにしてくださいというお話はします。

お子さんの状態がよくなれば親御さんの気持ちもおちつくので、まずはＩＢＤをしっかり治療することがたいせつだと思っています。

よくある質問②

Q&A

食事に関する身近な疑問や栄養相談で寄せられた不安についてお答えします。

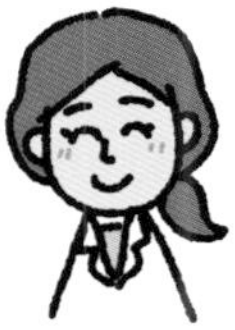

食事と栄養について

Q1 不足しがちになる栄養素はありますか？

A 鉄と亜鉛、セレンは不足することが多いので、外来の血液検査で評価しています。鉄不足は貧血の原因に、亜鉛は身長や体重などの成長のほか、味覚や皮膚状態にも関係します。セレン不足は心臓の働きに影響することも。たとえば、血便はないのに貧血ぎみの場合は、ふだんの食事のたんぱく質源が鶏肉に偏っていることが多く、食材の種類を少し広げるよう、本人と親御さんに相談します。いずれも食事での改善がむずかしい場合は、一時的に薬を内服してもらうこともあります。

　また必須脂肪酸も不足しがちになります。体内で合成できないため、脂質量に気をつけながら食事でとるようアドバイスすることがあります。

Q2 退院後、なにをどう食べたらいいの？

A 最もたいせつなのは、医師に指示された脂質量に合わせ、いろいろな食材を組み合わせて食事をとることです。病院によって異なりますが、クローン病の場合は1日2回の食事と1～2包のエレンタールを組み合わせることが多いです。たとえば、朝はエレンタール1包と軽食（果物や低脂肪ヨーグルトなど）を食べて登校し、給食またはお弁当を食べて帰宅。その後におやつや夕食を食べ、帰宅から寝るまでの間にエレンタール1包を飲むといったイメージです。しっかりと食べるのは昼食と夕食なので、平日はなるべく給食に脂質がまわせるように、夕食は脂質をおさえるくふうができるとなおよいです。

　潰瘍性大腸炎の場合は、基本的にはきびしい食事制限はありませんが、食べすぎには気をつけます。再燃時には1日脂質30gで3食とおやつをとり、おなかを休めるとよいです。

Q3 脂質をおさえながら、必須脂肪酸をとるにはどうしたらよいですか？

A 「脂質をおさえながら」は悩みますよね。たとえば、外食もなく、給食も脂質が少ない日があったとします。その日の夕食で、白身魚や皮なしの鶏肉など低脂質な食材を料理に使う場合、n-3系脂肪酸を多く含む油（アマニ油やえごま油など）を料理にかけたり、おみそ汁に入れたりすることを提案しています。手軽に手に入るアマニ油を使うかたが多いですね。

お肉好きな子には魚を食べることもすすめます。「青背魚は脂質が多いから気をつけようね」とだけ伝えると敬遠されてしまいますが、「お魚には、体にすごくいい油がたくさん含まれているよ」と伝えると食べてくれるようになりました。

n-3系脂肪酸が多い魚

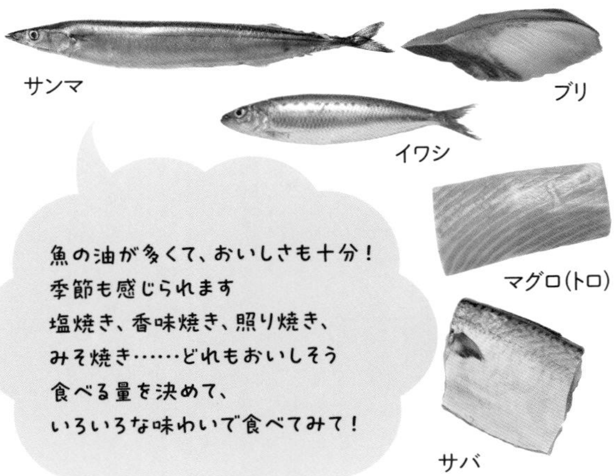
サンマ
ブリ
イワシ
マグロ(トロ)
サバ
魚の油が多くて、おいしさも十分！
季節も感じられます
塩焼き、香味焼き、照り焼き、
みそ焼き……どれもおいしそう
食べる量を決めて、
いろいろな味わいで食べてみて！

Q4 成長期に欠かせないカルシウムは不足しないでしょうか。

A 明らかに欠乏していれば別ですが、基本的には成長のために「これをとりましょう」といういい方はしないようにしています。その食材ばかりに偏った食べ方になってしまうからです。まずはいろいろな食材から栄養をとることを伝え、そのうえで不足しているものがあれば、この食材を増やしましょうか、とお話することが多いです。

これらをふまえてご質問にお答えすると、偏った食べ方をしなければ不足することはあまりありません。低脂肪の牛乳やヨーグルト、大豆製品も積極的にとりましょうとお伝えしているので、皆さん比較的とっていて、不足している印象はありません。ただ「乳製品は避け、豆乳にしたほうがよい」との方針の病院もあると聞くので、カルシウム不足が不安なときは、主治医や担当の管理栄養士に相談するのがよいと思います。

Q5 腸活が話題ですが、IBDの子も必要でしょうか。

A なにごとも、過度にやる必要はないと思いますが、発酵食品を意識してとることはよいことだと思います。乳酸菌が入った食材をとったり、納豆を食べたりするなど、「腸内細菌をととのえる」程度に考えるとよいと思います。

Q6 エレンタールが飲めない、味がだめというときは、どうしたらいいですか？

A そんなときは、エレンタールを作る水の一部をジュースにしたり、カルピスに混ぜたりすることを提案します。ココアやみそ汁に混ぜているというお子さんもいます。液体がいやだという場合は、ゼリーにしたり凍らせてシャーベットにしたりするのも一案です。

クローン病の場合は、1日のエネルギーの半分をエレンタールで補うよう指示されているお子さんが多いのですが、拒否感が強い場合には主治医と相談しつつ、症状がおちついていれば食事のみにし、状態が悪くなったら飲むという対応をとることもありますね。

本人も症状が強くつらい中で入院し、エレンタールを飲んで改善したことを実感しているので、「エレンタールはおいしくないけど、自分がつらいときの助けになる」ということを理解していることが多いです。そのためか「ちょっと調子が悪かったから、ごはん1食をエレンタールにしてみたよ」と自分で考え、置きかえているお子さんもいます。

Q7 エレンタールが飲めなくて食事だけにした場合、栄養不足は出ませんか？

A その不安はよくわかります。これまで年齢問わず、エレンタールが飲めずに食事だけにしたお子さんを見てきましたが、皮膚障害や口内炎などの栄養障害を起こすケースはとても少ない印象があります。体重が増えないと相談を受けることもありますが、症状がおちつくと体重も増え、身長も伸びてくるお子さんが多いですよ。

Q8 カレーが好物ですが、食べるのをがまんしています。

A 病院の食事ではカレーは出しませんが、退院後の食事でカレーを食べることは禁止にしていません。ただ、カレーは脂質が多く、食べて症状が出る子と出ない子がいて、個人差が大きいのです。そのため、食べるときは子ども向けのカレーから試すようお話ししています。子ども向けのカレールウは刺激や脂質量が少ないからです。近ごろはダイエット向きのカロリーオフのルウもあり、脂質が少ないので、こちらの紹介もしています。

また、スパイスを調合した辛くないカレーのレシピをお渡しして、時間があるときは作ってみてくださいとお話しすることもあります。

Q&A よくある質問②

Q9 子どもが喜ぶ料理を作ってあげたい。病院で人気のレシピを教えてください。

A IBDのお子さんにも通常のお食事となるべくかわらない内容を出したいという思いがあるので、食事を一部だけかえたり、油を控えたりするくふうをしています。たとえば豚カツはパン粉焼きにかえる、などですね。

人気なのは断トツでお肉料理やめん料理です。そんな中、あまりお魚を食べなかったのに、入院して病院食で魚が好きになったとのうれしい声をいただいたこともあります。食事が再開したばかりのときは刺激の少ない煮魚を出すことが多く、次に焼き魚というステップを踏みます。

焼き魚は、「西京焼き」「塩麹焼き」「照り焼き」「ホイル焼き」などさまざまな味つけにしています。ねぎやしょうがなどの香味野菜としょうゆで味つけをした「香味焼き」は好評ですね。

魚を焼くのがたいへんな場合は、電子レンジで焼き魚を作ることができる調理器具もあるため、紹介しています。また、ノンオイルのツナ缶やしらす干しなど、さまざまな形態のお魚があるので、使いやすいものを使っていただけたらと思います。

かたかったり、噛《か》みにくかったりにも注意して。風味豊かなごぼうは香りを汁に煮出して、汁だけを味わうのも◎

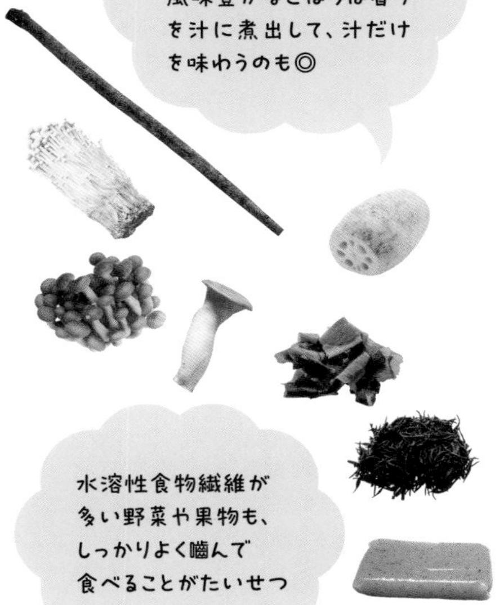

水溶性食物繊維が多い野菜や果物も、しっかりよく噛んで食べることがたいせつ

Q10 野菜の繊維の消化が心配です。食べてもだいじょうぶですか？

A 野菜料理というと、消化がよい芋料理ばかりになりがちです。腸に狭窄《きょうさく》がある場合は、もちろん気をつけなければいけませんが、そうでない場合、主治医との相談になりますが、ある程度の食物繊維はとったほうがよいと思います。

ごぼうやきのこ、こんにゃく、海藻など、水にとけない食物繊維（不溶性食物繊維）が多いものは気をつけてもらい、それ以外は、調子のよいときはなるべく食べるようお伝えしています。私が栄養相談をしたお子さんたちは、生野菜やお浸し、煮物など比較的食べている印象です。

あるお子さんは軟便が改善しないと悩んでいたのですが、話を聞くと、ほとんど野菜を食べておらず、エレンタールはがんばって飲んでいるようでした。そこで、「野菜は便を作るためにも大事だよ」と話したところ、少しずつ食べるようになり、便性も変わったと教えてくれました。

外食について

Q1 ファーストフード店に友だちと行きたい！

A いっしょに行きたいし、誘われたら断わりにくいですよね。再燃しているときは「今はお休みしたほうがいいと思う」といいますが、寛解している場合は「なにを選ぶかいっしょに決めておきたいけれど、行っておいで」と伝えています。がまんして「行かない」という選択は、なるべくしてほしくないなと思います。

　ある高校生は友だちとファーストフード店に行き、食べすぎてしまったようで、「食べたくなってつい食べちゃった。でも、これはまずいなと思って、次の日は、脂質が少ないって教えてもらった鶏ささ身にしたんですけど、だいじょうぶですかね？」と逆に聞いてくれたことがありました。そうやって、少し食べる日と調整する日を作るなど、だんだん自分でできるようになっていきます。

Q2 ラーメンを食べてはいけませんか？

A この質問は栄養相談でもよく受けます。特に男の子はラーメンが好きで、友だちづき合いでラーメン屋さんに行くことがあると聞きます。

　ラーメンは脂質が多いのと、消化にも負担がかかる料理の一つでもあるので、好き勝手食べてもいいよといえませんが、体調がよいときに限り、調整することを約束に食べてもいいよと話すことがあります。

　ここからは本人との交渉になりますが、「スープに脂質がいちばん含まれるから残してほしい。よく見ると脂が浮いているでしょう？」と聞くと、「うんうん、でも一口二口なら飲んでもいい？」と返事が返ってくることが多いので、「それくらいならいいよ」という感じでやりとりをします。そのほかにも、チャーシューは脂身がたっぷりついていることが多いので、「脂身はできるだけ残してもらうことできる？」と聞き、対応策をいっしょに考えます。

　どのお子さんにも「絶対にダメ」とはいわないようにしています。お子さんはＩＢＤとつき合っていく期間も長いので、ダメというのではなく、きちんとコミュニケーションをとったうえで約束ごとを決めています。実践したことを通して、今後、自分で調整して対応する力を養ってほしいという気持ちです。

めんの脂質

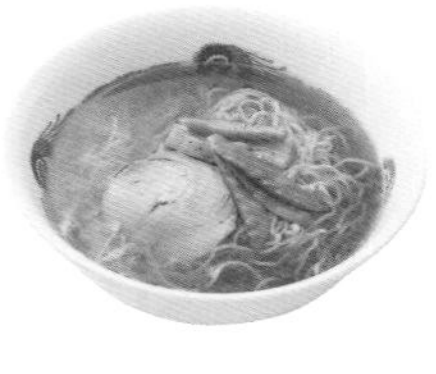

しょうゆラーメン
487kcal　脂質 **9.5** g

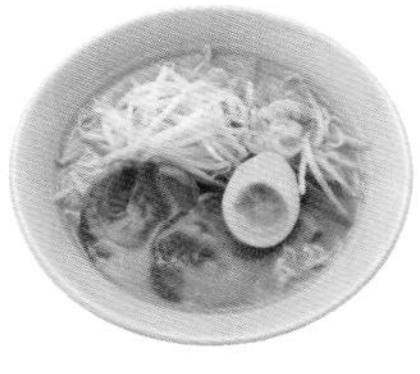

とんこつラーメン
661kcal　脂質 **21.0** g

出典：『毎日の食事のカロリーガイド　第３版』（女子栄養大学出版部）

食事について

Q&A よくある質問②

学校生活について

Q1 学校の給食は食べてもよいでしょうか。

A 給食については、すぐに学校と連携をとるようにします。そして、本人の意向を聞いたうえでどうするかを判断しますが、基本的には給食を食べるように調整します。

給食の、このメニューのときだけは減らすのはいやだという日、お弁当持参でもいやではないという日もあると思います。学校側がだいじょうぶであれば、一部のメニューを自宅から持参した料理に置きかえさせてもらうこともあります。

親子で事前に献立表を確認して、なにをどう食べるかを決めるようにします。メニューを見て、気をつけなくてはいけない料理をチェックし、どれがいちばん食べたいかを聞きます。そして、これがどうしても食べたいなら、こっちは残せる?と考えるなど、親子でやりとりできるのを目指します。

ただ、小さいお子さんは、親御さんと献立表を確認して「このメニューに気をつけようね」と話しても、つい食べてしまったという話を聞きます。逆に年齢の高い子は本人が気にしすぎて、たくさん残してしまうという相談はあります。

給食のメニューはきちんと栄養バランスを考えて作成されていますし、それを食べてひどい下痢をしてしまった、症状が出てつらかったということはあまり聞かないので、そこは安心していただいてよいと思います。

Q2 給食のメニューでチェックすることはなんですか?

A まず牛乳は残してもらい、牛乳の分の脂質をカットします。その分、自宅で低脂肪や無脂肪のヨーグルトや牛乳をとるようにしてもらいます。

また、メニューに揚げ物がある日は脂質が高く、パンが主食の日はそのほかの料理が洋風のことが多いので、「揚げ物の日」と「パンの日」だけは絶対チェックしてくださいとお伝えしています。

あまりいろいろいうとわからなくなってしまうので、この2つの日をまずは確認してもらいます。

たとえば「揚げパン」の日は普通のパンを代替として持っていくことをまず考えます。それでも、すごく揚げパンが楽しみで食べたいという場合は、1個はちょっと多いから半分にして、減らした分、普通のパンかおにぎりを1個持っていこうか、と本人と相談します(給食については106ページ)。

Q3 修学旅行は行ってもいいですか？

A 修学旅行は基本、行ってもらうようにしています。

実際にあったケースで、食事療法をきちんとやっているのに、修学旅行は心配だからやめておく、という高校生がいました。

修学旅行はいわゆる旅行だと思うのですが、今後、家族や友だちと旅行する機会が出てくるたびにあきらめて過ごすようになったら、世界が狭くなってしまうと思うのです。

その子には、一生に一度しかない学校の行事で、先生など頼れる人がたくさんいるから、練習の場と思って参加したほうがいいと話しました。行き先は沖縄で、本心は「行きたい、でも不安」と。それだったら、失敗したとしてもだれも責めないし、その失敗で入院するほど悪くなるとは考えにくいから、行ってみてはどうか、もし失敗したとしても今後に活かそう、と伝えました。

結果、本人は〝作戦〟を立てて参加し、楽しく過ごして無事に帰ってきました。〝作戦〟とは、自分で考えて食べるものを調整することです。旅先で特別なものを用意してもらう必要はなく、メニュー表を事前にもらって、クイズ形式で、この日はどうする？などと問いかけると、本人が「これは食べたいから、そっちを少し減らそうかな」という感じで考えていきました。

その子は修学旅行に参加したことで、みずから考えて行動する力がついたようで、その後は友だちとごはんに行くようにもなりました。

たとえ失敗しても、それを糧《かて》にするのでよいと思います。失敗したら大人から怒られると思う子もいるかもしれませんが、そんな心配はいらないと伝えています。

そのほかのこと

Q1 塾に通う高校生。夕食が遅くなりがちです。

A 思春期なので、夜にどかっと食べたり、寝る前にエレンタールを一度に飲んだりすると、体重が急増してしまうことがあります。

塾から帰宅後に一度に食事をとるよりも、塾に行く前に少し食べ、帰宅後に残りを食べる。分食といった対応を、本人と親御さんとも相談ですが、時間に少し余裕がありそうであれば、そういった食べ方を意識してみてはとお話しします。

時間がない場合は、エレンタールだけでも飲んで塾に行くことをすすめています。

Q2 遅くまでの勉強でおなかがすいてしまいます。なにを食べたらいいですか？

A 勉強中の夜食については、脳がエネルギーとして利用できるのはブドウ糖なので、炭水化物が補充できるものをおすすめしています。食べる時間が遅く、就寝までの時間が短いと思うので、たんぱく質が豊富なものよりも消化のよい炭水化物が理想的です。

スナック菓子や洋菓子、グミ、チョコ、カップめん、ソーセージなどではなく、おにぎりやお茶漬け、雑炊、うどん、そうめんなどを提案しています。糖質だけをとると眠くなるという声も聞くので、雑炊やうどん、そうめんであれば、ほうれん草やねぎなどを加えることをアドバイスします。野菜を冷凍でストックしておくと便利です。おにぎりやお茶漬けも、サケフレーク、しらす干し、野沢菜漬け、高菜漬けなど、具を少し加えるとよいでしょう。

量は、中高生であればふだんの半分程度が目安です(例：ごはんの場合、ふだんは200g→夜食は100g)。ただ、親御さんが夕食後にまた調理をするのはきびしいという場合は、冷凍の焼きおにぎりやロールパン、脂質量の少ないビスケットなどをおすすめしています。

Q3 食事療法がつらいときの対処法は…？

A 退院したら揚げ物が食べたい、好きなものを食べたいなどの気持ちもありますが、また入院したくない、悪化したらつらいというのもみんなわかっています。

それでも、食べたい、がまんできないというお子さんがいたら、医師に相談のうえですが、寛解している場合、月に1回だけ、気にしない日を作ったらどうかと提案します。

毎日がんばって、制限、制限と考えると疲れてしまうと思うので、月に1回、この日だけは自分の好きなものを食べる、気にしない日を設けてストレス発散することで気持ちのバランスが保てることもあります。

1日の脂質30g以下という制限はありますが、1日だけ少し超えてしまっても、食べる前と後でおなかを休めればだいじょうぶ、すごくぐあいが悪くなることはないよとお伝えしています。

給食の調整ポイント

給食のチェックポイントを知れば、さらに安心しておいしく食べられます。

親子で献立表をチェック！

献立表をもとに、お弁当を持参したほうがよい日、一部のおかずだけ持っていけばよい日、食べてもだいじょうぶそうな日などを確認します。「この料理は減らしたくない」という場合、どう食べたらよいかを、前後の食事も含めて考えます。

給食の献立表は脂質量が書かれていないケースがほとんどです。学校給食の場合、1食の脂質は25～30gなので、これを目安にします。

それでは、以下の2つのステップから調整スタートです。

1：牛乳は残しましょう

普通牛乳は脂質が多いので、残すことでほかのメニューに脂質をまわすことができます。

2：次のメニューをチェック！

①揚げ物の日➡揚げ物は脂質が高いので要チェックです。

②パンの日➡主食がパンの日は洋風メニューのことが多く、脂質が高くなりがちです。

③イベントメニューの日➡ハロウィンやクリスマスなどの行事食は人気で、食べたいと思う子も多いです。なにがいちばん食べたいかを本人と話し合いながら決めていきます。

10月

14	木	親子丼	牛乳	菊入りあえ物 りんご	牛乳 のり
15	金	ごはん	牛乳	サバの竜田揚げ 磯あえ かきたま汁	牛乳 豆腐
18	月	黒砂糖パン	牛乳	ハマダイのさざれ焼き カレーポテト 洋風卵スープ	牛乳 鶏肉
19	火	キムチチャーハン	牛乳	ししゃもの磯辺揚げ にらたま汁	牛乳 ししゃ あおの
20	水	五目ひじきごはん	牛乳	いかの薬味焼き おひたし さつま汁	牛乳 油揚げ 鶏肉
21	木	ミルクパン	牛乳	お豆ナゲット バジルサラダ トマトと卵のスープ	牛乳 いんげ 卵　べ レンズ
22	金	わかめごはん	牛乳	鮭のピリ辛焼き もやしのごまじょうゆあえ 芋煮汁	

ポイント1　牛乳は残す

自宅で、低脂肪や無脂肪の牛乳・ヨーグルトなどをとり、カルシウム補充をしましょう！

ポイント2-①　揚げ物の日をチェック

脂質が多いサバを揚げてあるので、脂質が20g近くあります。

①お弁当またはおかずのみを持参して残す。
②半量にする。衣がとれる場合は除く。

ポイント 2-② パンの日をチェック

洋風の献立で脂質が高い場合、調整方法はさまざまですが、大きく2つに分かれます。

①パンは残し、おにぎりを持参することでおかずをそのまま食べる。
②パンを食べるためにおかずを調整する（メニューを確認していく必要があります）。

例：きな粉揚げパン（パンの日）

15～20g程度の脂質量があります。寛解期であれば、調整して食べることが可能です。

➡大好きでどうしても全部食べたい！

朝食は成分栄養剤に、帰宅後のおやつはゼリーなど脂質がほとんど含まれないものに、夕食は白身魚や鶏ささ身の料理などにする。

➡少しでもいいから食べたい！

揚げパンを半量にし、不足分は自宅から持参したおにぎりにして調整する。

12月

13	月	チキンカレーライス	牛乳	じゃこサラダ 柿	牛乳　鶏肉　チー ちりめん
14	火	さんまのひつまぶし	牛乳	ツナとわかめのあえもの にらたま汁	牛乳　さんま　卵 ツナ　わかめ 豆腐
15	水	きな粉あげパン	牛乳	焼肉サラダ 野菜スープ	牛乳　きな粉　豚 鶏肉　レンズまめ
16	木	ごはん ひじきのふりかけ"	牛乳	はたはたの南蛮漬け おかかあえ たまご汁	牛乳　糸けずり節 ひじき　粉かつお 鶏肉　はたはた
17	金	すき焼き丼	牛乳	大豆入りあえもの ぶどうゼリー	牛乳　豚肉　豆腐 大豆　寒天
20	月	フレンチトースト	牛乳	ハンガリアンシチュー わかめサラダ	牛乳　卵　豚ひき肉 凍り豆腐　豚肉 レンズ豆　チーズ わかめ
21	火	パエリア	牛乳	ミネストローネ りんごマフィン	牛乳　鶏肉　いか えび　ベーコン　卵 生クリーム　豚肉 レンズ豆"
22	水	スパゲティ ミートソース	牛乳	かぼちゃサラダ りんご	牛乳　凍り豆腐 豚肉　チーズ
23	木	クリスマス給食 チョコチップパン	飲むヨーグルト	フライドチキン オニオンドレッシングサラダ トマトと卵のスープ	飲むヨーグルト ベーコン　卵

ポイント 2-③ イベントメニューをチェック

なにが食べたいかをまず確認し、どう食べるかを決めていきます。

➡パンが食べたい！

フライドチキンの皮や衣はとれる範囲でとる。

➡フライドチキンが食べたい！

- パンは残し、おにぎりを持参する。
- 帰宅後のおやつや夕食もふだんより脂質をおさえ、あっさりとしたものにできると◎。

例：フレンチトースト（パンの日）

➡大好きでどうしても全部食べたい！

- メインのシチューのルウ（汁）を減らし、具を多めに盛りつけてもらう。
- 帰宅後のおやつと夕食を低脂質のメニューにする。

➡少しでもいいから食べたい！

- フレンチトーストを半量にし、不足分は自宅から持参したおにぎりにして調整する。
- そのほかの料理はすべて食べてOK。
- 夕食はあっさりしたメニューだとさらに安心。

IBD実例集

医師や管理栄養士が出会ったお子さんや親御さんのお話です。

診断のきっかけはさまざま

実例1 内視鏡検査のたいせつさ

Aさん・13歳

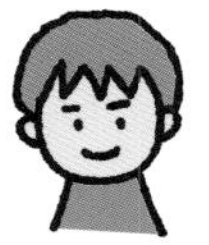

Aさんはもともと健康で活発な男子で、中学校ではバスケットボール部に所属していました。

しかし、夏休みが終わって2学期が始まったころから腹痛と下痢の症状が出現。トイレに行く回数も増え、部活動に参加できなくなってしまいました。

見た目で血便はありませんでしたが、検査の結果、便潜血が陽性でした。さらにくわしく大腸内視鏡検査を行ない、潰瘍性大腸炎と診断しました。

幸い、発症から診断までが短期間だったので、メサラジンという抗炎症薬の内服のみで症状は改善しました。現在は普通に部活動も行なっています。

クローン病も潰瘍性大腸炎も、最終的な診断は内視鏡検査をしなくてはいけません。小児の施設で、子どもの内視鏡検査ができる所は限られますが（18ページ**表**）、やはり内視鏡検査による早期診断が重要だと感じました。

実例2 消化器症状がなくても

Bさん・9歳

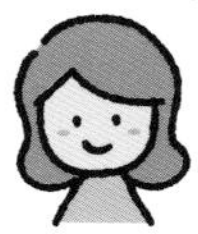

肛門周囲に化膿があり、微熱が続くとのことで来院した小学生のBさん。それ以外の症状としては腹痛がときどきあるくらいで、下痢や血便などは認められませんでした。

しかし、よくよく話を聞くと2年前からあまり背が伸びていないとのこと。そこで血液検査を行なったところ、炎症を示すCRP値が上昇しており、便検査では潜血が陽性でした。入院して上下部内視鏡検査およびカプセル内視鏡検査を行ない、内視鏡所見や組織所見から小腸大腸型クローン病と、診断しました。

消化器症状に乏しくても、原因不明の熱や低身長、肛門周囲膿瘍《のうよう》などの鑑別診断（どの病気にかかっているかを診断するにあたり、可能性がある複数の病気を比較して合理的に特定すること）として、クローン病を考えることの重要性を示す例でした。

治療法の幅が広がってきた！

実例3 薬をかえてみたところ…

Cさん・8歳

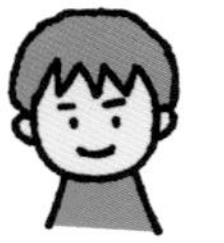

Cさんは6歳のときに潰瘍性大腸炎と診断され、栄養療法と、ステロイドや免疫抑制薬などによる薬物療法を行なっていました。しかし、3～4か月に1回くらいの割合で再燃を認め、ステロイドの再投与が余儀なくされていました。

そこで、生物学的製剤を適応するべきではないかと考えて抗TNFα抗体製剤の投与を行なったところ、症状が改善。その後も再燃せずに経過を観察できています。

再燃をくり返すなどでQOL（生活の質）の低下が認められる場合、生物学的製剤の使用も考慮するべきだと感じました。

実例4 好みの風味の成分栄養剤で

Dさん・12歳

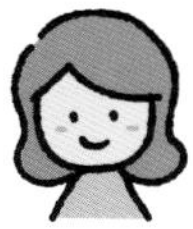

腹痛や下痢の症状があり、入院して内視鏡検査などを受けたDさん。クローン病と診断されました。治療については、親御さんがステロイド治療に難色を示したため、絶食として成分栄養剤による栄養療法で治療を開始しました。

Dさんは、最初は成分栄養剤の味が合わず、必要量を飲むのがむずかしかったのですが、フレーバーの種類などをかえてからは少しずつ十分な量が飲めるようになりました。その後、症状や検査所見が改善して退院となりました。

外来では総エネルギーの⅓を成分栄養剤で、残りの⅔を低脂肪のクローン病に対応した食事で摂取し、寛解状態を維持しています。

3歳のころから軟便が続き、ときどき便に血が混ざることもあったという5歳の男子。精査の結果、超早期発症型のクローン病と診断しました。

栄養療法と薬物療法を併用して寛解となり、退院。外来で、成分栄養剤の量を少しずつ減量していくことになりました。

成分栄養剤を減らした分のエネルギーを食事でとることになりましたが、どのような食事がよいのか親御さんの不安も強く、なかなか成分栄養剤を減らすことができませんでした。クローン病のお子さんでも安心して食べられるようなレシピのレパートリーがあるとよいなと思いました。

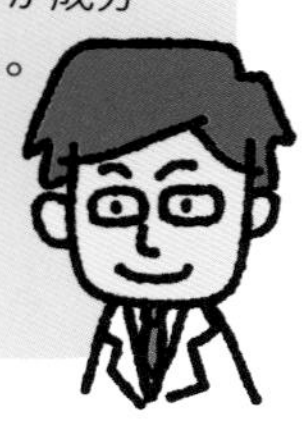

食事のひとくふう

実例5 自分で決めたこと

Eさん・17歳

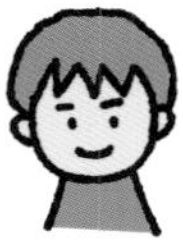

出会いは中学2年生のころ。揚げ物やジャンクフードが好きで、友だちと外食に行ったり、カップめんを食べることが多かったりと、食事療法にも不満を持っていました。栄養相談にくるたびに「わかっていてもガマンできないよ～」「友だちが心配してくれて、気持ちはありがたいけど」と話すなど、クローン病の食事を理解しながらも行動に移せない様子でした。

　彼の思いに耳を傾け、栄養指導を重ねていたある日、「ハンバーガーやめた！」とEさん。理由を聞くと「やっぱり調子が悪くなるときあるし、受験もあるしさ。しばらくはいいや」。これまでの経験をふまえて決めたようでした。

　最初はできなくても、自分で決めて行動に移せたことをほめると、うれしそうに笑っていました。

　その後、無事に高校に進学。友だちとの外食も自分なりに調整しながら楽しんでいるようです。

実例6 親の気持ち子どもの思い

Fさん・18歳

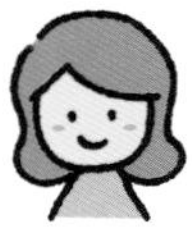

難治性の潰瘍性大腸炎のFさんは親御さんの不安も強く、きびしめに食事療法を行なっていました。

　Fさんが高校2年生のころから、診察と栄養指導が親御さんとは別々になりました。ある日、Fさんから「先生からは少し食事制限をゆるめてもいいといわれたけど、うちの食事はなにも変わらない。お母さんが作ってくれていて、心配しているのもわかるからなにもいえない。大学生になったらひとり暮らしをしようかな……」との話がありました。

　その話を親御さんに伝えてもいいとのことだったので、Fさんの気持ちを伝えたうえで食事調整を行ないました。「家での食事のせいで体調をくずしてほしくないと

　ファストフードや揚げ物などは脂質が多いため、お子さんが食べてしまうと、心配のあまりつい怒ってしまう親御さんも多いと思います。食事療法には大人の力が不可欠ですが、本人の思いを無視し続けてしまうと、お互いにストレスになってしまうことも……。

　ときには一歩引いて、自分で気づいて行動できるように見守ることも必要だと感じました。

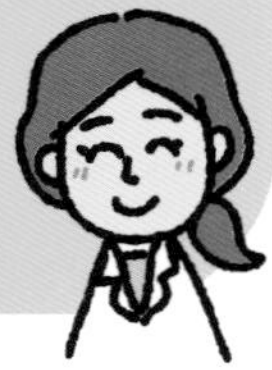

いう気持ちが勝ってしまった」という親御さんのこれまでをねぎらい、少しずつ食事の幅を広げていくようにお伝えしました。すると後日、「今まで出てこなかったメニューが出てくるようになった！」とFさんから報告がありました。

　ひとり暮らしをしたいとの話もあったため、食材の選び方や調理方法について改めて説明し、食事作りをしていこうと話しました。すると、自分で作った料理を見せてくれるようになりました。

　そして、再燃することなく無事に大学に進学。大学は自宅に近かったためにひとり暮らしはしないで、親御さんと協力しながら食事療法にとり組んでいるそうです。

　病気と向き合う本人以上に不安な思いをかかえている親御さんも多いと思います。また、親御さんが思っている以上に、その気持ちが本人に伝わっていることも多いです。お子さんは「食事管理をしてもらっている」という思いが強く、本心がいえずにいることもあるので、「食べてみたい」と本人が話した際はすぐに否定しないで、食べられる方法をいっしょに考えることがとてもたいせつです。

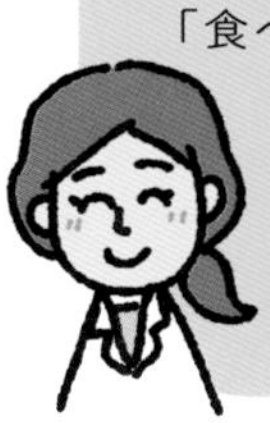

実例7

週に1回リフレッシュ

Gさん・15歳

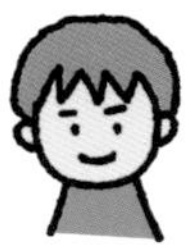

　Gさんは14歳で潰瘍性大腸炎と診断され、その後にクローン病と診断が変わりました。そのため、さらに脂質量を考慮した食事内容になることに対して、本人も親御さんも不安を持っていました。

　食事は、医師の指示よりも少ない脂質量で調整している様子が見られました。また、そのころから栄養指導のときもうつむきがちに。様子を聞いても「だいじょうぶ」の一点張りでした。

　そんなある日、「食べたくてもガマンするしかないし、少しだけならいいかなって思ってお母さんに相談しても怒られて」と話してくれました。親御さんも「食べさせたいけど、それが原因で体調をくずしたら申しわけなくて」と、お互いにどうしたらよいかわからない状況のようでした。

　そこで、医師とも相談し、食材の幅を広げて指示された脂質量まで近づけること、週に1回は食べたいものの量を決めて食べる機会を作ってみることを提案しました。

　その後は笑顔が見られるようになったGさん。「体調を見ながら量を決めて食べたらだいじょうぶだった。調整の仕方がわかった気がするよ」と話してくれました。

小児クローン病　治療フローチャート

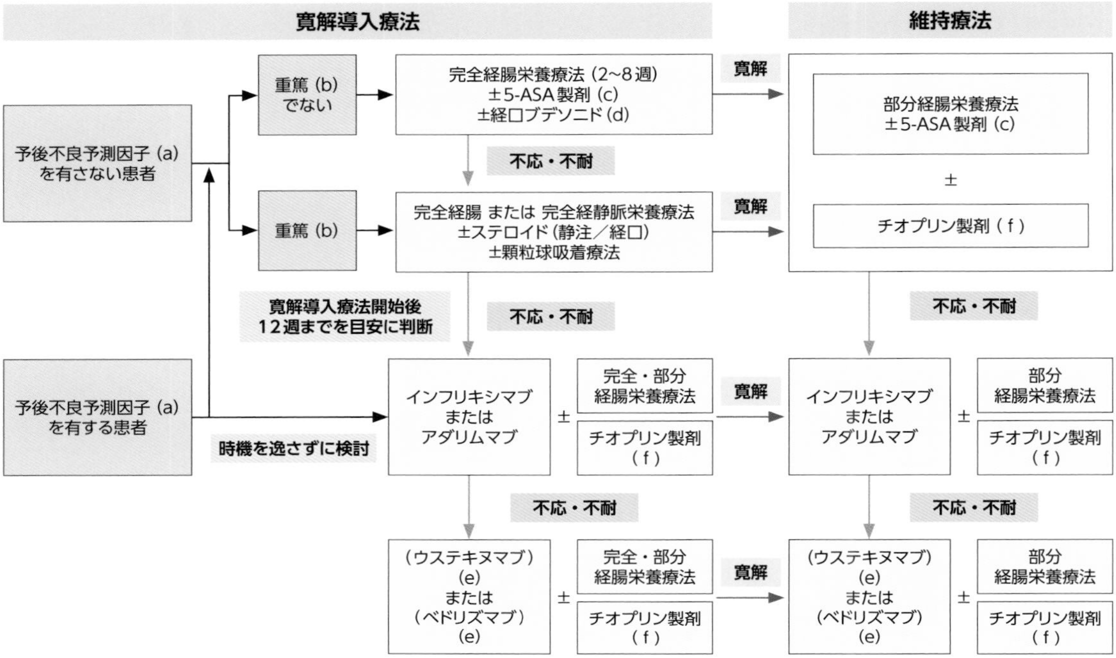

(注1) 治療開始後も、非侵襲的で腸管選択的なバイオマーカー（便中カルプロテクチン等）や、画像診断（上部消化管内視鏡検査、大腸内視鏡検査、小腸内視鏡検査、MR enterography、腸管エコー検査等）を活用して、治療効果を適切に判定することが重要である。
(注2) 特に治療効果が不十分な場合は、時機を逸さないようにするためにも、小児クローン病の診療経験のある医師や施設に治療方針を相談することが望ましい。
(注3) どの段階でも外科治療の適応を十分に検討した上で内科治療を行う。
(注4) 治療を開始する前に予防接種歴・感染罹患歴を確認し、定期・任意接種とも、積極的に行うことが望ましい。

a. 以下の予後不良予測因子を有する患者は、早期の抗TNF-α抗体製剤導入を検討する

Paris classification*		追加のリスク因子	リスク層別化	推奨治療
B1	炎症型	なし	低	完全経腸栄養療法・ステロイド
B1	炎症型	寛解導入療法開始後12週時点で非寛解	中	抗TNF-α療法へのstep-up
B1+G1	炎症型	成長障害	中	完全経腸栄養療法 抗TNF-α療法導入 (考慮)
B1+ [L3+L4]	炎症型	広範病変 (小腸+大腸) 深い大腸潰瘍	高	抗TNF-α療法導入
B1+p	炎症型	肛門病変 (g)	高	抗TNF-α療法導入+抗菌薬・外科治療
B2	狭窄型	なし	高	抗TNF-α療法導入
B2	狭窄型	狭窄前拡張あり 閉塞症状・閉塞徴候あり	高	腸管切除術+術後抗TNF-α療法
B3	穿通型	腸管穿孔・内瘻・炎症性腫瘤・膿瘍形成	高	外科治療+術後抗TNF-α療法

＊B1：炎症型、B2：狭窄型、B3：穿通型、G1：成長障害あり、p：肛門病変あり、
L1：小腸型、L2：大腸型、L3：小腸大腸型、L4：上部消化管病変 (L4a)および回腸末端1/3よりも口側の小腸病変 (L4b)

b. 重篤な場合とは下記 1～5 のいずれかの場合である
1. 頻回 (6回/日以上)の激しい下痢、下血、腹痛を伴い経腸栄養が困難
2. 消化管出血が持続
3. 38℃以上の高熱、腸管外症状 (関節炎、結節性紅斑、壊疽性膿皮症、口内炎など)により衰弱が強く、安静の上全身管理を要する
4. 著しい栄養障害がある
5. PCDAIが70 (又はCDAIが450)以上

c. 5-ASA製剤は、軽症例の寛解導入・寛解維持薬として選択されるが、クローン病に対する有効性を示す根拠はない
d. 経口ブデソニド (ブデソニド腸溶性顆粒充填カプセル)は、完全経腸栄養療法が困難な回盲部病変に対して使われることがある
e. 小児でのウステキヌマブ・ベドリズマブの使用経験は少なく、インフリキシマブ・アダリムマブの不応例・不耐例に対して使用を検討する
f. チオプリン製剤の安全性について、患者・家族に十分説明した上で使用されるべきである
g. 肛門病変、瘻孔にメトロニダゾールやシプロフロキサシンの併用が有用な場合がある

小児潰瘍性大腸炎　治療フローチャート

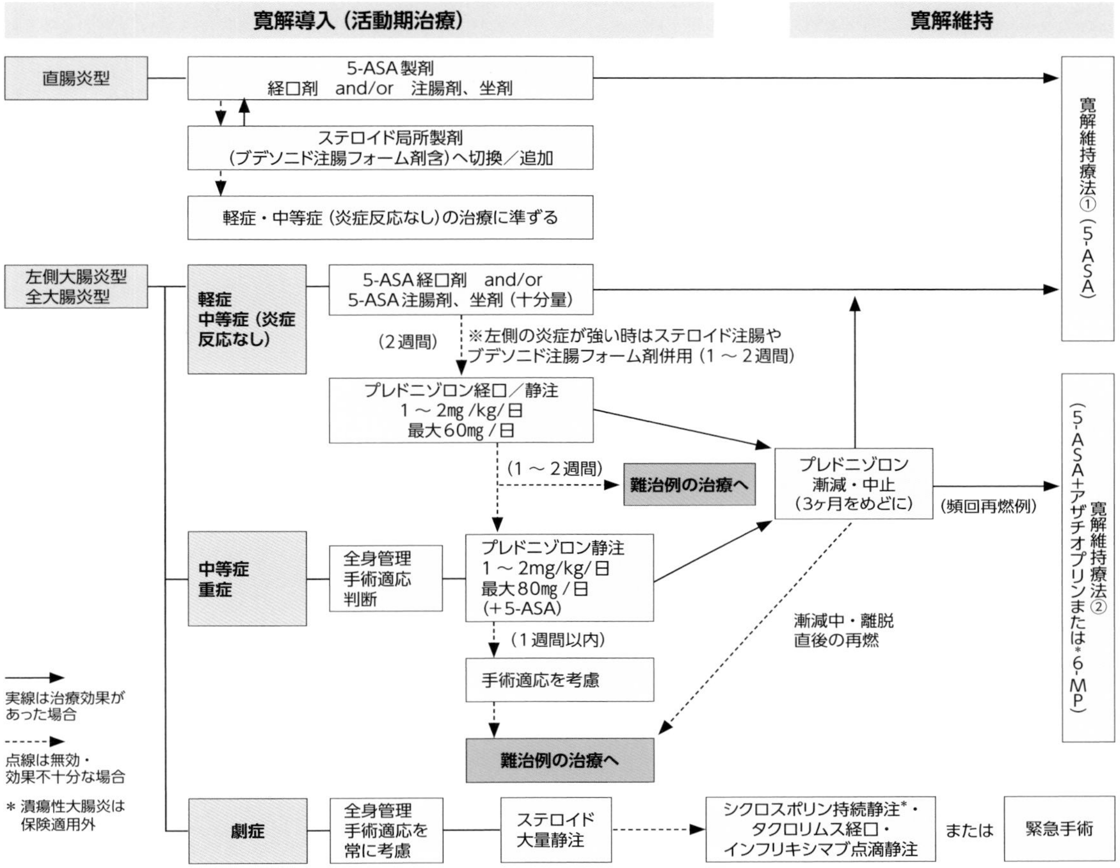

小児潰瘍性大腸炎　難治例の治療

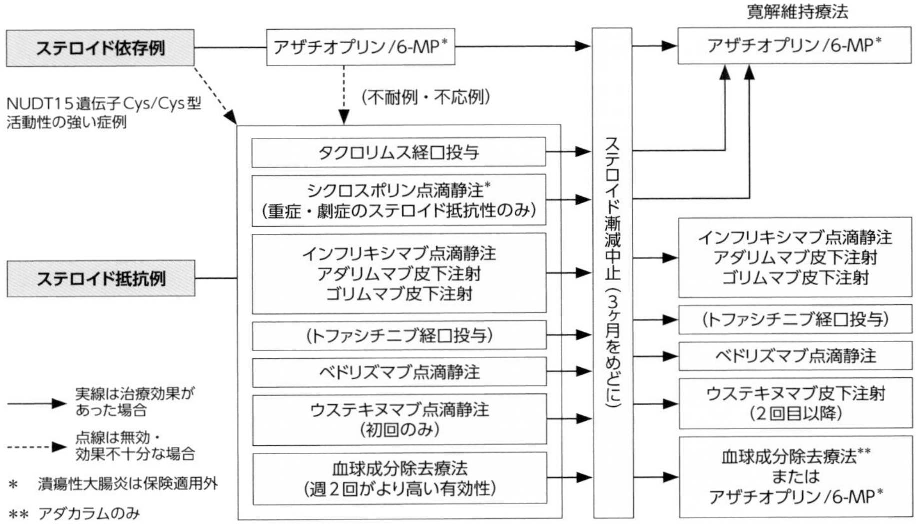

※難治例の治療は経験豊富な施設が推奨される
※これらのオプションの複数使用は、感染症や合併症を慎重に判断し、外科治療も考慮する
※（　）で記したトファシチニブは小児に対する使用経験や報告が少ないため、経験豊富な医師へのコンサルトが勧められる

※ステロイド漸減中止が困難な場合は外科治療も考慮する

出典：厚生労働科学研究費補助金 難治性疾患政策研究事業 難治性炎症性腸管障害に関する調査研究
潰瘍性大腸炎・クローン病 診断基準・治療指針 令和3年度改訂版

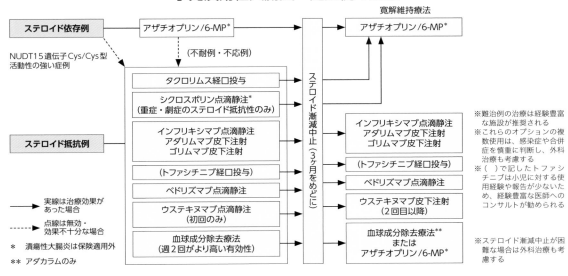

栄養成分値一覧

- 食材は「日本食品標準成分表2020年版（八訂）」（文部科学省）に基づいています。料理は栄養計算ソフト「栄養Proクラウド」で算出しました。
- 食品成分のデータがない食品は、それに近い食品（代用品）で算出しました。市販品はメーカーから公表された数値のみ合計しています。
- 特に記載がない場合は、1人分あたりの成分値です。
- レシピの分量に幅がある場合は少ないほうの分量で、また、人数・回数に幅がある場合も少ないほうの人数・回数で算出しました。
- たんぱく質は「アミノ酸組成によるたんぱく質」、そのデータがないものは「たんぱく質」のデータを用いて算出しました。
- 脂質は「脂肪酸のトリアシルグリセロール当量」、そのデータがないものは「脂質」のデータを用いて算出しました。
- 炭水化物は「利用可能炭水化物（質量計）」、あるいは「差引き法による利用可能炭水化物」のデータを用いて算出しました。
- ビタミンAは「レチノール活性当量」、塩分は「食塩相当量」の数値です。

軽めの食事

ページ	料理名	エネルギー(kcal)	たんぱく質(g)	脂質(g)	n-3系多価不飽和脂肪酸(g)	n-6系多価不飽和脂肪酸(g)	炭水化物(g)	食物繊維総量(g)	カルシウム(mg)	鉄(mg)	亜鉛(mg)	ビタミンA(μg)	ビタミンD(μg)	ビタミンB1(mg)	ビタミンB2(mg)	ビタミンC(mg)	塩分(g)
20	カニたま雑炊	270	11.7	5.4	0.08	0.82	38.4	1.5	67	1.1	1.3	125	2.3	0.10	0.27	0	2.4
20	中国風鶏がゆ	430	20.0	5.8	0.09	1.03	72.4	1.2	45	1.9	2.6	122	2.0	0.17	0.19	6	1.5
22	じゃが芋と卵のみそおじや	411	14.2	6.1	0.15	1.14	72.9	10.3	75	1.8	1.9	330	2.4	0.20	0.32	25	2.2
23	チキンミートボールのトマトがゆ	378	13.3	3.8	0.07	0.70	71.4	4.9	52	1.1	1.5	74	0.3	0.18	0.15	18	1.8
23	チキンミートボール（1個分）	32	2.9	1.1	0.02	0.17	2.1	0.1	6	0.1	0.1	7	0.1	0.02	0.03	1	0.2
24	かきたまうどん	356	12.9	5.7	0.08	1.11	53.5	2.8	62	1.7	1.0	133	2.1	0.13	0.31	3	4.3
25	和風カルボナーラうどん	388	18.7	11.9	0.15	1.91	49.6	2.6	200	2.3	2.0	247	4.2	0.24	0.52	5	2.5
26	鶏ひき肉の辛くない麻婆丼	454	19.6	10.4	0.43	3.55	64.3	4.8	142	2.9	2.5	21	0	0.26	0.19	5	3.0
27	豆腐のあんかけ丼	392	14.6	3.6	0.26	1.76	66.9	3.9	157	2.0	2.2	14	0	0.19	0.14	12	3.2
28	ノンオイルのワンタンスープ	118	5.6	3.0	0.05	0.58	12.6	1.0	13	0.5	0.5	29	0	0.05	0.06	2	1.1
29	くずし豆腐としらす干しの卵とじ	221	13.9	8.4	0.32	2.36	7.2	1.8	140	2.4	1.4	140	2.8	0.18	0.29	7	1.9

主菜

ページ	料理名	エネルギー(kcal)	たんぱく質(g)	脂質(g)	n-3系多価不飽和脂肪酸(g)	n-6系多価不飽和脂肪酸(g)	炭水化物(g)	食物繊維総量(g)	カルシウム(mg)	鉄(mg)	亜鉛(mg)	ビタミンA(μg)	ビタミンD(μg)	ビタミンB1(mg)	ビタミンB2(mg)	ビタミンC(mg)	塩分(g)
32	ノンオイル酢鶏	221	15.3	3.5	0.04	0.58	23.6	2.0	26	1.3	1.9	38	0.2	0.16	0.23	66	3.5
32	鶏肉のカレークリーム煮	188	20.4	5.8	0.11	1.23	7.7	1.0	24	1.5	2.3	18	0.2	0.17	0.23	7	1.7
34	チキンチャップ	236	21.6	5.4	0.05	0.86	20.5	1.2	31	1.4	2.5	33	0.3	0.19	0.28	9	3.6
35	チキンロール ガーリックオニオンソース	228	30.3	2.5	0.10	0.51	6.7	1.9	63	1.2	1.4	209	0.2	0.20	0.24	21	2.2
36	野菜の牛肉巻き みそ風味	180	14.6	7.2	0.05	0.44	7.5	1.3	34	1.7	3.9	53	0	0.12	0.25	52	1.8
37	豆腐入り肉団子の甘酢あんからめ	271	20.6	6.0	0.20	1.80	27.4	1.0	77	2.4	2.2	20	0.5	0.81	0.28	5	3.6

ページ	料理名	エネルギー (kcal)	たんぱく質 (g)	脂質 (g)	n-3系多価不飽和脂肪酸 (g)	n-6系多価不飽和脂肪酸 (g)	炭水化物 (g)	食物繊維総量 (g)	カルシウム (mg)	鉄 (mg)	亜鉛 (mg)	ビタミンA (μg)	ビタミンD (μg)	ビタミンB1 (mg)	ビタミンB2 (mg)	ビタミンC (mg)	塩分 (g)
37	豆腐入り肉団子(1個分)	34	3.9	1.2	0.04	0.36	1.0	0.2	14	0.4	0.4	4	0.1	0.16	0.05	1	0.2
38	電子レンジでホイコーロー	145	11.8	2.6	0.03	0.25	11.0	3.5	74	1.2	1.6	13	0.2	0.73	0.19	68	2.1
39	電子レンジで塩麹ローストビーフ	238	18.7	9.2	0.03	0.44	5.4	1.0	49	2.0	5.1	68	0	0.12	0.28	16	2.4
40	鶏肉の甜麺醤焼き	168	19.3	2.0	1.52	0.77	8.0	1.2	24	22.1	0.9	14	0.1	7.25	0.28	15	2.6
41	煮込みハンバーグ	273	19.2	9.5	0.14	1.44	19.2	3.1	69	2.2	2.1	119	1.2	0.56	0.35	15	2.5
42	サケのチーズホイル焼き	126	16.0	5.1	0.72	0.37	1.5	0.1	11	0.4	0.4	12	22.4	0.11	0.16	9	1.1
42	サワラのカレーピカタ	198	18.8	9.7	1.41	0.66	4.7	1.0	75	1.5	1.4	146	6.6	0.12	0.43	20	0.8
44	カジキの香味パン粉焼き	195	18.3	8.7	0.95	0.49	5.5	0.6	35	1.1	1.0	111	9.3	0.09	0.16	6	1.2
45	タラとじゃが芋のスープ煮	171	16.9	0.3	0.09	0.04	14.2	5.3	68	1.9	1.0	12	1.0	0.18	0.17	18	2.6
46	アジのハンバーグ	171	17.0	5.6	0.85	0.65	6.7	1.6	89	1.4	1.4	81	7.7	0.13	0.22	4	1.7
47	タンドリーサーモン	173	20.4	4.6	0.93	0.15	6.4	1.4	63	1.0	0.7	32	32.0	0.20	0.27	18	2.5
48	エビグラタン	313	22.2	4.4	0.30	1.72	32.5	4.3	135	3.7	2.3	42	0	0.14	0.14	30	1.6
49	フライパンでパエリア	463	20.8	2.5	0.11	0.57	88.0	1.6	45	2.0	3.0	39	0.2	0.19	0.15	30	3.2
50	サバ缶のハンバーグ	160	12.5	6.8	1.36	1.15	6.2	1.4	170	1.7	1.3	21	5.2	0.13	0.24	2	2.0
51	サンマの炊き込みごはん	442	10.8	6.0	1.30	0.43	85.0	0.8	19	1.4	1.7	7	3.4	0.09	0.11	0	1.9

副菜

ページ	料理名	エネルギー (kcal)	たんぱく質 (g)	脂質 (g)	n-3系多価不飽和脂肪酸 (g)	n-6系多価不飽和脂肪酸 (g)	炭水化物 (g)	食物繊維総量 (g)	カルシウム (mg)	鉄 (mg)	亜鉛 (mg)	ビタミンA (μg)	ビタミンD (μg)	ビタミンB1 (mg)	ビタミンB2 (mg)	ビタミンC (mg)	塩分 (g)
54	キャベツたっぷりミネストローネ	68	4.2	0.4	0.01	0.05	12.0	5.0	34	0.3	0.3	112	0	0.10	0.05	33	1.1
54	簡単トマトスープ	27	0.9	0.4	0	0.02	3.9	0.8	7	0.2	0.1	35	0	0.04	0.02	12	1.4
56	じゃが芋のポタージュ	97	4.8	1.9	0.14	0.95	13.7	6.6	29	1.6	0.5	5	0	0.10	0.05	22	1.4
56	かぼちゃのポタージュ	172	5.9	1.6	0.02	0.09	32.8	4.4	161	0.8	0.9	345	0	0.13	0.29	46	1.8
57	かぶのとろとろクラッシュスープ	62	3.6	1.4	0.13	0.51	6.3	2.4	59	1.1	0.4	24	0	0.10	0.07	32	1.1
57	ほうれん草のポタージュ	63	3.3	1.3	0.12	0.49	7.2	1.8	36	1.0	0.5	158	0	0.04	0.05	8	1.8

ページ	料理名	エネルギー (kcal)	たんぱく質 (g)	脂質 (g)	n-3系多価不飽和脂肪酸 (g)	n-6系多価不飽和脂肪酸 (g)	炭水化物 (g)	食物繊維総量 (g)	カルシウム (mg)	鉄 (mg)	亜鉛 (mg)	ビタミンA (μg)	ビタミンD (μg)	ビタミンB1 (mg)	ビタミンB2 (mg)	ビタミンC (mg)	塩分 (g)
58	じゃが芋とブロッコリーのヨーグルトチーズ焼き	135	8.5	4.7	0.09	0.50	14.9	8.3	83	1.3	0.8	93	0.7	0.12	0.21	47	0.6
59	ノンオイルラタトゥイユ	95	2.5	0.4	0.03	0.09	14.0	4.7	42	1.1	0.6	122	0	0.17	0.14	147	1.5
60	大根のべっこう煮	64	1.3	0	0.03	0.02	8.2	2.2	42	0.5	0.3	3	0	0.04	0.04	18	1.7
60	野菜のうま煮	98	5.2	3.3	0.12	0.41	6.7	2.4	82	1.7	1.0	257	0.8	0.11	0.31	21	1.7
62	しょうゆドレッシング(小さじ1)	7	0.1	0	0	0	0.6	0	1	0	0	0	0	0	0	0	0.3
62	梅ごまだれ(小さじ1)	3	0.2	0.2	0	0.06	0.2	0.1	4	0.1	0	0	0	0	0	0	0.5
62	みそドレッシング(小さじ1)	10	0.2	0.1	0.01	0.05	1.9	0.1	2	0.1	0	0	0	0	0	1	0.2
62	にんじんドレッシング(小さじ1)	2	0.1	0	0	0	0.3	0.1	1	0	0	20	0	0	0	1	0.1
63	すりおろしトマトドレッシング(小さじ1)	2	0	0	0	0	0.3	0	0	0	0	2	0	0	0	1	0
63	タイ風ナンプラーのだれ(小さじ1)	6	0.2	0.3	0	0.13	0.3	0.1	7	0.1	0	0	0	0	0	0	0.5
63	中国風ねぎだれ(小さじ1)	6	0.2	0.1	0	0.06	0.5	0.1	4	0.1	0	0	0	0	0.01	0	0.4
63	シーザーサラダ風ドレッシング(小さじ1)	4	0.2	0.2	0	0	0.4	0	7	0	0	2	0	0	0.01	0	0

一皿料理／ひとりで作る

64	辛くない本格チキンカレー	505	25.2	6.7	0.07	0.99	78.7	11.0	107	1.8	3.6	272	0.2	0.33	0.37	33	2.3
64	野菜たっぷりノンオイルラーメン	423	22.7	4.2	0.05	0.76	60.6	5.6	93	1.2	1.4	163	0.1	0.15	0.19	48	3.0
66	サバサンド	423	24.1	10.4	2.49	0.78	54.4	3.3	307	2.4	2.4	51	9.9	0.26	0.48	14	2.3
67	ノンオイルのチキンドリア	397	21.6	7.1	0.18	1.47	60.2	5.6	59	2.5	2.3	200	0.1	0.25	0.24	55	1.5
68	ナポリタン	438	13.2	7.1	0.10	1.37	80.6	6.6	37	1.8	1.8	36	0.1	0.29	0.11	25	3.0
68	焼きとり丼	443	20.5	4.6	0.04	0.79	72.0	2.5	19	1.1	2.9	17	0.2	0.16	0.24	4	2.8
70	タコライス	429	15.9	9.1	0.10	1.48	68.5	4.1	36	1.3	2.0	60	0.1	0.16	0.18	13	2.3
71	とんぺい焼き	410	25.3	10.8	0.14	1.61	44.2	2.0	100	2.6	2.2	243	4.2	0.17	0.50	25	3.5
72	チャーハン	343	12.1	5.5	0.08	0.86	58.1	2.8	61	1.2	1.6	125	2.3	0.08	0.24	11	2.3

ページ	料理名	エネルギー (kcal)	たんぱく質 (g)	脂質 (g)	n-3系多価不飽和脂肪酸 (g)	n-6系多価不飽和脂肪酸 (g)	炭水化物 (g)	食物繊維総量 (g)	カルシウム (mg)	鉄 (mg)	亜鉛 (mg)	ビタミンA (μg)	ビタミンD (μg)	ビタミンB_1 (mg)	ビタミンB_2 (mg)	ビタミンC (mg)	塩分 (g)
73	親子丼	483	24.2	6.5	0.10	1.08	72.2	3.0	48	1.6	2.3	122	2.2	0.17	0.33	6	2.9
74	ガパオライス	501	21.4	13.2	0.16	2.12	67.6	4.1	62	2.2	2.7	171	2.2	0.18	0.39	27	2.5
75	もやしとカニかまのあんかけ丼	295	6.6	0.5	0.03	0.15	62.0	3.2	39	0.5	1.2	4	0.2	0.06	0.06	6	2.2

おやつ

76	昔ながらのかためのプリン(1個分)	229	9.4	6.1	0.06	0.75	34.7	0	149	0.9	1.0	128	2.1	0.07	0.37	0	0.4
76	チョコレートムース(1個分)	131	4.9	2.8	0.17	1.22	21.9	1.0	144	2.2	0.4	0	0.7	0.08	0.15	6	0
78	カテージチーズとヨーグルトのバスク風チーズケーキ(1/6切れ分)	134	7.9	3.9	0.05	0.45	15.8	0.1	54	0.5	0.5	57	0.7	0.03	0.15	0	0.4
79	さつま芋で鬼まんじゅう(1個分)	118	1.0	0.1	0	0.03	28.8	0.7	12	0.2	0.3	1	0	0.04	0.01	9	0.1
80	焼きドーナツ:シナモン+砂糖(1個分)	144	4.2	2.6	0.08	0.73	26.7	0.7	55	0.6	0.3	22	0.4	0.06	0.06	0	0.3
80	焼きドーナツ:レモン汁+粉糖(1個分)	155	4.1	2.6	0.08	0.73	29.9	0.7	48	0.6	0.3	22	0.4	0.06	0.06	1	0.3
81	ブルーベリーカップケーキ(1個分)	190	4.5	3.0	0.04	0.46	34.7	1.6	74	0.4	0.4	36	0.4	0.06	0.11	1	0.4
81	ノンオイルバナナケーキ(1/8切れ分)	160	3.5	2.1	0.04	0.41	30.4	1.0	30	0.6	0.3	34	0.5	0.06	0.09	10	0.2
82	おにぎらず(1/2個分)	259	9.5	5.8	0.09	1.00	38.2	2.5	39	1.1	1.2	175	1.1	0.09	0.22	5	1.7
82	焼きザケのおにぎり(1個分)	291	9.1	3.2	0.78	0.18	57.2	2.5	12	0.3	1.0	24	6.9	0.08	0.08	2	1.5
83	焼きおにぎり(1個分)	244	4.5	0.3	0.01	0.12	57.2	2.3	8	0.4	1.0	7	0.1	0.04	0.04	0	0.6
83	お手軽細巻き	146	3.6	0.4	0.10	0.07	30.2	1.8	13	0.5	0.8	32	0.1	0.08	0.07	5	1.7
84	電子レンジでミルクもち(1杯分)	171	5.3	2.3	0.13	1.02	29.2	0.7	18	1.4	0.8	0	0	0.05	0.03	0	0
84	みたらしもち	171	2.9	0.3	0	0.09	37.4	0.3	7	0.4	0.6	0	0	0.02	0.04	0	2.6
84	から芋もち(1個分)	91	1.5	0.5	0.03	0.24	20.0	1.1	19	0.4	0.3	1	0	0.04	0.02	10	0
86	ココアトリュフ風(1個分)	49	1.3	0.7	0	0.03	10.1	2.8	27	0.5	0.3	2	0	0.03	0.04	7	0
87	じゃが芋のチヂミ	168	4.2	0	0.03	0.06	46.1	24.6	24	1.3	0.6	31	0	0.26	0.11	80	1.4
87	ノンオイルガレット	109	4.3	1.3	0.01	0.03	25.3	12.2	6	0.5	0.3	0	0	0.12	0.04	38	0.5

脂質量別索引

おわりに

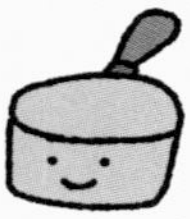
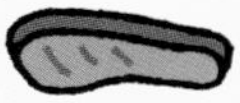
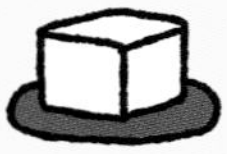
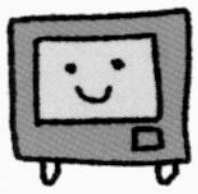

本書を作ろうと話が持ち上がったのは、2022年の春の事でした。SNSなどを見ていて、以前よりお子さんのIBDの患者さんが増えたなあと心配していました。ちょうどそのころに出版部から連絡があり、想いが同じだったことから、成長期のIBDのお子さんを持つ親御さん、そしてお子さんのためのレシピを作ることになりました。

もう十数年も前になりますが、自分の息子の病気がわかったときの驚きや不安。今も不安がなくなってはいませんが、おかげさまで治療が身体に合っているようで、元気に働いています。とはいえ、成長期のお子さんなら、その心配や不安がどのくらいのものか想像できました。

これから元気に学校へ通いきれるだろうか？　友だちとうまくつき合っていけるだろうか？　部活や受験は乗りきれるだろうか？　ちゃんと大人になれるだろうか……？

この本ではそんな不安が少しでも希望に変わることを願って作りました。なにより、親はいつまでも子どものことを見ていられるわけではないのです。ちゃんと自分で生きていけるような大人にならなければ。レシピを作るうえで、ひとりよがりな内容にならないよう、子どものIBDにくわしい専門医の清水先生に取材をさせていただき、私も編集部の人といっしょに、成育医療研究センターに取材に行きました。そこでIBDの患者さんの食事指導をしていた管理栄養士の新生先生のお話をお聞きし、それからメニューを決め、安心材料で作れるように考え、試作をくり返しました。

少し冒険したメニューに見えるものもあるかもしれません。個人差がとても大きい病気でもあります。そんなときは自分に合った食材にかえてアレンジしてみてください。そして、すべての食事を親が管理するのではなく子どもも自分の食べるものが作れるようになると、自信も出てがんばる気持ちが湧《わ》いてくることを願って、「自分でできる」ページも設けました。

おいしく食べて元気で成長できるよう、明るい未来を応援できるような本になることを願っています。

料理家
田中可奈子

著者プロフィール

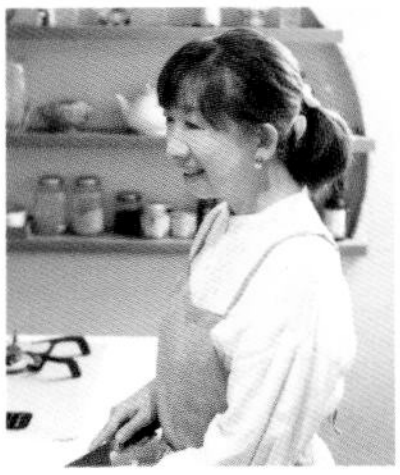

■料理

田中可奈子《たなか かなこ》

料理研究家、栄養士。テレビ、新聞、雑誌、企業のホームページなどでレシピを提案するほか、レシピ本の執筆、イベントの講師なども務める。クローン病と診断された家族が安心して食べられるようにくふうしたノンオイルレシピは、同じ食卓を囲む家族みんなの笑顔と健康を支えている。フードコーディネーター、食育指導士、国際薬膳食育師などの資格も持つ。
著書・共著に『クローン病・潰瘍性大腸炎の安心ごはん』『クローン病・潰瘍性大腸炎のノンオイル作りおき』（ともに女子栄養大学出版部）『オイルなし、グルテンなしでからだにやさしい　米粉のシフォンケーキ』（主婦の友社）ほか多数。

■医療解説

清水俊明《しみず としあき》

順天堂大学医学部附属順天堂医院 副院長、同大学大学院医学研究科小児思春期発達・病態学 教授。 順天堂大学医学部大学院修了後、スウェーデン・イエテボリ大学やオーストラリア・アデレード大学にリサーチフェローとして長期留学。 順天堂大学小児科学講座主任教授、同大学院医学研究科教授を経て2021年より現職。小児科医を目指したきっかけは「将来ある子どもたちの医療にやり甲斐を感じたから」。 診察では、さまざまな可能性を考えて診断や治療にあたること、経験した貴重な症例や新しい発見は世界に発信すること、病気の子どもたちやその親御さんの心に配慮した医療を行なうことを心がけている。 趣味は「これから探していきたい」と語るが、日本小児科学会（代議員）、日本小児栄養消化器肝臓学会（理事長）、日本周産期新生児学会（評議員）ほか多くの学会の役職をも務めるなど、多忙な日々はまだ続きそうである。

■栄養指導

新生静夏《にいお しずか》

国立研究開発法人 国立国際医療研究センター 病院栄養管理部 栄養管理室 管理栄養士。 人の役に立つ仕事に就きたいと考えていた中学生のころの「あなたは白衣の着る仕事が似合いそう。 料理も好きだし理数系も得意だし、管理栄養士さんなんてどう？」という祖母の一言がきっかけで管理栄養士を目指す。
モットーは、患者さんとよく話し、日常生活の中でたいせつにしていることを理解し、その想いを尊重してかかわること。「食事療法にとり組むのは患者さん本人なので、少しでも長く継続できるように、お話や想いをよく聞きます。そのうえで、どんなことであれば実践できるかな？と考えるようにしています」。2016年から6年間所属した国立成育医療研究センターでは、幼児から成人前まで幅広い年齢層の子どもたちに寄り添った栄養指導を行なう。

成長期から思春期の
クローン病・潰瘍性大腸炎
まんぷくごはん

2023年8月20日　初版第1刷発行

著　者　清水俊明　新生静夏　田中可奈子
発行者　香川明夫
発行所　女子栄養大学出版部
〒170－8481
東京都豊島区駒込3－24－3
電話　03-3918-5411（販売）
03-3918-5301（編集）

URL　https://eiyo21.com/

印刷・製本　中央精版印刷株式会社

ISBN 978-4-7895-1438-5

STAFF

デザイン・イラスト（95ページ以外）……門松清香
撮影……片柳沙織
調理アシスタント……橋本絹代
スタイリング……村松茉記
栄養価計算……戌亥梨恵
校閲……くすのき舎
編集協力………大塚博子

撮影協力　UTUWA